HAPPY

30

ハッピーライフのために
女性が知っておきたい
30のこと

慶應義塾大学医学部名誉教授
吉村㤗典=編著

あすから役立つ
医学のはな

毎日新聞出版

ハッピーライフのために
女性が知っておきたい30のこと
～あすから役立つ医学のはなし～

CONTENTS

Introduction はじめに
01 30の知識を生涯のライフプランに役立てて ……… 8
慶應義塾大学名誉教授／内閣官房参与　吉村 㤗典

Chapter1 ●すべての女性に

02 月経の基礎知識 …………………………………… 12
福島県立医科大学ふくしま子ども・女性医療支援センター教授　髙橋 俊文

03 女性ホルモンってなに？ ………………………… 18
京都府立医科大学大学院医学研究科女性生涯医科学教授　北脇 城

04 年代別に考える女性ホルモン …………………… 24
東京歯科大学市川総合病院産婦人科教授　髙松 潔

Chapter2 ●思春期から青年期のあなたに

05 肥満とやせすぎは月経に関係するの？ ………… 32
徳島大学大学院医歯薬学研究部産科婦人科学分野准教授　松崎 利也

06 避妊について考えよう …………………………… 38
総合母子保健センター愛育病院院長　安達 知子

07 知っておきたい緊急避妊のこと ………………… 44
一般社団法人日本家族計画協会理事長　北村 邦夫

08 運動をする女性の落とし穴 ……………………… 50
東京共済病院院長／東京医科歯科大学名誉教授　久保田 俊郎

ハッピーライフのために
女性が知っておきたい30のこと
～あすから役立つ医学のはなし～

CONTENTS

Chapter3 ● 妊娠を望むあなたに

09 排卵はどうやって起こるの？ ……………………… 58
群馬大学理事／副学長　峯岸 敬

10 妊娠の基礎知識 ……………………………………… 64
慶應義塾大学医学部産婦人科学教室教授　田中 守

11 妊娠に関わるいろいろなホルモン …………………… 70
洛和会音羽病院総合女性医学健康センター所長　佐川 典正

12 受精卵の成長をのぞいてみよう ～ダイジェスト～ ……… 74
ミオ・ファティリティ・クリニック院長　見尾 保幸

13 早産ってなに？ ……………………………………… 76
日本医科大学産婦人科教授　中井 章人

14 不妊症ってなに？ …………………………………… 82
徳島大学大学院医歯薬学研究部産科婦人科学分野教授　苛原 稔

15 がんになっても子供を産めるの？ …………………… 88
聖マリアンナ医科大学産婦人科学講座教授　鈴木 直

16 不育症ってなに？ …………………………………… 96
東京大学大学院医学系研究科産婦人科学講座教授　藤井 知行

Chapter4 ● 更年期をむかえるあなたに

⑰ **更年期の基礎知識** ……………………………… 104
　　福島県立医科大学ふくしま子ども・女性医療支援センター長／弘前大学名誉教授　**水沼 英樹**

⑱ **ホルモン補充療法（HRT）ってなに？** ………… 110
　　弘前大学大学院保健学研究科看護学領域教授　**樋口 毅**

⑲ **HRTにはどんな薬があるの？** ………………… 116
　　徳島大学大学院 医歯薬学研究部生殖・更年期医療学分野教授　**安井 敏之**

⑳ **HRTを始めるタイミングは？** ………………… 122
　　新潟市民病院 産科部長／患者総合支援センター長（スワンプラザ）　**倉林 工**

㉑ **動脈硬化症に性差ってあるの？** ………………… 128
　　寺本内科・歯科クリニック内科院長　**寺本 民生**

㉒ **HRTは動脈硬化の予防につながるの？** ……… 134
　　愛知医科大学医学部産婦人科学講座教授　**若槻 明彦**

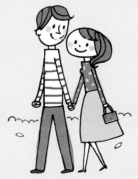
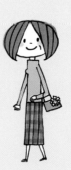

ハッピーライフのために
女性が知っておきたい30のこと
～あすから役立つ医学のはなし～
CONTENTS

Chapter5 ● 知っておきたい女性特有の病気

㉓ 子宮内膜症・子宮腺筋症ってなに？ ……… 140
熊本大学大学院生命科学研究部産科婦人科学分野教授　片渕 秀隆

㉔ 多嚢胞性卵巣症候群ってどんな病気？ ……… 146
慶應義塾大学医学部産婦人科学教室准教授　丸山 哲夫

㉕ 子宮筋腫ってなに？ ……… 152
東京大学大学院医学系研究科産婦人科学講座教授　大須賀 穣

㉖ 子宮頸がん・子宮体がんってどんな病気？ ……… 158
慶應義塾大学医学部産婦人科学教室専任講師　田中 京子

㉗ 卵巣がんってどんな病気？ ……… 164
東京慈恵会医科大学産婦人科学講座教授　岡本 愛光

㉘ 乳がんってどんな病気？ ……… 170
埼玉医科大学国際医療センター包括的がんセンター乳腺腫瘍科教授　佐伯 俊昭

医療最前線 NOW

① もっと知りたいレプチンの働き ……… 176
洛和会音羽病院総合女性医学健康センター所長　佐川 典正

② 受精卵の成長をのぞいてみよう ……… 180
ミオ・ファティリティ・クリニック院長　見尾 保幸

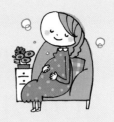

さいごに

- ㉙ **女性が産みやすい社会へ** …… 188
  徳島大学大学院医歯薬学研究部産科婦人科学分野教授　苛原 稔
- ㉚ **女性が輝く社会へ** …… 194
  福島県立医科大学ふくしま子ども・女性医療支援センター長／弘前大学名誉教授　水沼 英樹

参考文献 …… 200

素朴な疑問を解決！
低用量ピルとLEPはどう違うの？ …… 30

知って納得!!
おりもの（帯下）にも大切な役割があります …… 56
基礎体温を正しく測りましょう …… 56
女性を悩ますマイナートラブル対処法 …… 102
更年期からの健康管理で健やかなシニアライフを …… 109
知っておきたい！用語集 …… 127
婦人科検診について …… 151
巻末資料　気軽に検索！お役立ちサイト …… 202

装丁	折原カズヒロ
表紙イラスト	押金美和
イラスト	きつ まき
デザイン	出保輝美
図版	水野賢司・新井純子
	しばざきとしえ・出保輝美
校正	有賀喜久子
編集協力	毎日企画サービス

女性が知っておきたい30のこと

01 Introduction　はじめに

30の知識を生涯のライフ

　ヒトは生まれ、成育そして成熟してやがて結婚をし、子どもを産み育て、やがて年老いてその一生を終えます。いま、女性のこのようなライフスタイルは**経験したことがないような変化**にさらされています。

　女性の生活習慣と健康を考えるとき、男性と最も異なる点として初経・妊娠・出産・閉経といった女性だけに起こる生殖現象を考えなければなりません。これら体の変化が、その後のライフステージのヘルスケアに大きな影響を与えます。男性と異なり、女性は加齢といった時間軸だけではなく、女性特有の生殖機能の変化を注意しなければなりません。思春期の早発化、性交年齢の若年化、高学歴化とともに晩婚化から出産開始年齢が遅くなっており、未婚化も相まって少子化に拍車がかかっています。

　このような女性のライフスタイルの変化に伴い、一生の間にかかる病気にも変化がみられるようになってきています。母子の健康を守る上で、**女性の健康力の維持向上は極めて重要な**

プランに役立てて

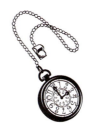

慶應義塾大学 名誉教授／内閣官房参与　**吉村 㤗典**

課題です。そのためには、女性特有の生理現象を理解した上で、予防的な医療介入が思春期から必要になります。

2008年より産婦人科医を対象とした「生殖と女性医学」講演会をあすか製薬のご支援により企画させていただき、2017年4月に第10回を無事終了することができました。皆さんにとって女性医学とは聞き慣れない言葉かもしれません。講演会が開始された頃は、未だ女性医学は学問として確立されておらず、更年期医学として取り扱われておりました。そこで女性の生涯にわたってのヘルスケアを実践する女性医学を学問として体系化するため、受精から始まる未来志向型医療である生殖医学との学問交流の場として、この講演会を設けさせていただきました。

本講演会を契機に、日本更年期医学会も日本女性医学学会へと学会の名称も変わりました。今後ますます女性医学が発展し、**女性の健康を社会全体で総合的に支援する運動**につながることが期待されています。

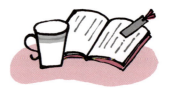

　生殖と女性医学の重要性を広く国民の皆様にも理解していただくために、「ハッピーライフのために女性が知っておきたい30のこと 〜あすから役立つ医学のはなし〜」として、書籍化することにしました。これまでの学校教育は、生殖に関する知識の啓発という観点からは十分とはいえず、若い男女が自らのライフプランを考える上で有用な情報が得られていたとは考えにくい状況にありました。そこでご講演いただいた先生方を中心に、ご専門とする領域をわかりやすく一般の方々に語っていただいています。

　女性のみならず、男性の方々にも**女性特有のからだの仕組みや病気を理解**していただきたいと思っています。ハッピーライフのために、後で知らなかったと後悔しないためにも、是非とも本書を役立ててほしいと思います。

Chapter 1

すべての女性に

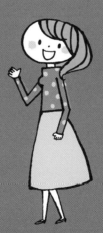

Chapter 1 ● すべての女性に

女性が知っておきたい30のこと

月経の基礎知識

髙橋　俊文

福島県立医科大学　ふくしま子ども・女性医療支援センター　教授

月経とはなんですか？

　月経は、「約1カ月間隔で起こり、数日で自然に止まる子宮からの周期的な出血」をいいます。初めての月経（初経しょけい）は、12歳前後で発来することが多く、正常範囲は10〜14歳です。**月経周期**は、月経開始日を第1日として次回の月経開始日の前日までを示します。月経周期は28〜30日であることが最も多く、正常範囲は25〜38日です。月経の持続日数は、数日であることが最も多く、正常範囲は3〜7日です。月経量は、正確な測定を行うと、20〜140 mlが正常範

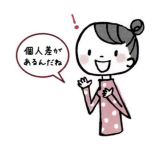

個人差があるんだね

図1　脳が月経をコントロールする仕組み

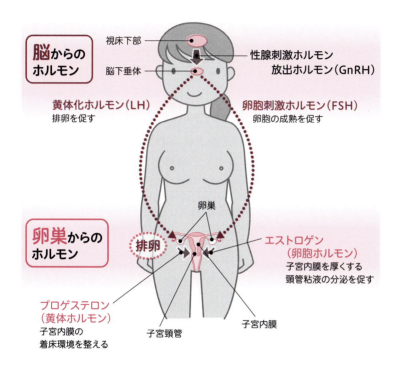

　囲とされています。
　月経周期は、脳から分泌されるホルモンによって起こる卵巣や子宮の変化を表しています。脳の中でも**視床下部**と**下垂体**が重要な部分です。視床下部からは、**性腺刺激ホルモン放出ホルモン（GnRH）**が、下垂体からは、**卵胞刺激ホルモン（FSH）**と**黄体化ホルモン（LH）**が分泌されます（図1）。

- GnRH……gonadotropin releasing hormone
- FSH……follicle stimulating hormone　　●LH……luteinizing hormone

「卵巣周期」に伴う3つの変化

　卵巣は、おなかの中にある臓器ですが、その主な機能は、「卵細胞を蓄え、これを成熟させて卵子を供給すること」と「2種類の女性ホルモン（エストロゲンとプロゲステロン）を分泌すること」です。月経周期中に卵巣内に起きる変化は、次の3つの時期に分けられ、「卵巣周期」とも呼ばれています。

①**卵胞期**　脳の下垂体から分泌される卵胞刺激ホルモン（FSH）によって、卵胞（卵子を含む）が発育し、卵胞からはエストロゲンが分泌されます。

②**排卵期**　十分に卵胞が発育すると、脳の下垂体から分泌される黄体化ホルモン（LH）の作用によって、卵胞が破裂して卵子が排卵します。

③**黄体期**　排卵後の残った卵胞は黄体に変化し、その黄体はエストロゲンとプロゲステロンを分泌します（図2）。

子宮内でも3つの変化が起こる

　月経周期中に子宮内で起きる変化も、次の3つの時期に分けられます。

①**増殖期**　卵胞期の卵巣から分泌されるエストロゲンの作用により、子宮内膜は厚みを増します。

②**分泌期**　排卵後の卵巣内から分泌されるエストロゲンとプロゲステロンの作用により、厚みを増した子宮内膜は、受精卵

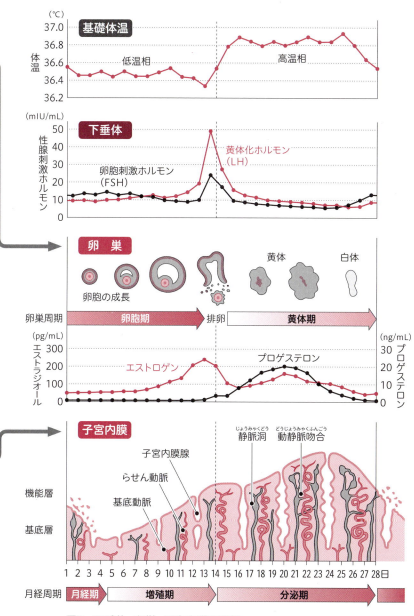

図2 下垂体・卵巣・子宮内膜の関係
年森清隆／川内博人 著『カラー図解 人体の正常構造と機能 VI 生殖器』
(日本医事新報社)をもとに作成

が着床しやすい環境に変化します。
③**月経期** 妊娠が成立しないと、卵巣内の黄体は約14日でその機能がなくなり、黄体から分泌されていたエストロゲンとプロゲステロンは急速に低下します。その結果、厚くなった分の子宮内膜は子宮から剥離して出血とともに子宮外に排出されます（図2）。月経が起きることによって、受精卵にとって着床しやすい寝床（子宮内膜）が毎月、用意されることになります。

基礎体温は二相性を示す

このように、月経周期は卵巣周期と連動しています。月経周期と卵巣周期は、それらを総合して**性周期**と呼ばれています。**基礎体温の測定**は、自分の性周期を理解する助けになります。基礎体温は、脇の下で測定する体温（表在体温）と同じではありません。起床した直後に、専用の体温計（婦人体温計）を用いて口の中の体温（深部体温）を測定したものが基礎体温です。

基礎体温は、月経周期と同様に卵巣周期に連動して変化します。卵巣周期の卵胞期（月経周期の月経期と増殖期に相当します）の時期には、基礎体温は低温相を示します。排卵期には、増加したエストロゲンの作用によって、最も基礎体温は低下します。黄体期になると、プロゲステロンの作用で基礎体温は低温相から0.3〜1.0℃上昇します。**黄体の寿命は約14日間**ですので、妊娠が成立しない場合は月経が起きて、基礎体温は低温相に戻ります。このように基礎体温は、卵巣周期に連動して、**二相性に変化**します（図2）。

基礎体温を測定すると、きちんと排卵しているかどうか確認することができるばかりでなく、妊娠しやすい時期を予測することも可能です。

月経異常から疑われる病気は？

　月経に伴う異常としてよく認められるのは、**①月経周期の異常、②月経量の異常、③月経困難症**の3つです。

　月経周期の正常範囲は25〜38日ですので、月経周期が39日以上の場合は「希発月経」、月経が3カ月以上停止している場合は「無月経」と呼ばれます。希発月経と無月経は排卵が起きていない状態ですので、性周期に関係する脳・卵巣・子宮のいずれかに異常が起きていることを示すサインです。

　月経量が多い場合、「過多月経」と呼ばれます。過多月経は女性の貧血の大きな要因です。また過多月経の場合、子宮筋腫や子宮腺筋症などの婦人科疾患を疑う必要があります。

　月経困難症は、月経中に繰り返し起こる下腹部痛によって日常生活に影響を与える状態です。器質的な疾患を認めない（身体的には原因がない）「原発性月経困難症」と子宮内膜症や子宮腺筋症が原因である「続発性月経困難症」があります。

> **POINT**
> こんな症状があったら、我慢しないでドクターに相談しましょう。
>
> ☐ 月経周期が39日以上
> ☐ 3カ月以上月経がない
> ☐ 月経の量が多い
> ☐ 月経痛がつらい

女性が知っておきたい30のこと

03

女性ホルモンって なに？

北脇　城

京都府立医科大学大学院　医学研究科女性生涯医学　教授

女性ホルモンは2種類

　女性ホルモンは、体内で作られるホルモンの一種であるステロイドホルモンのうち、**エストロゲン（卵胞ホルモン）** と**プロゲストーゲン（黄体ホルモン）** を指します。代表的なエストロゲンが**エストラジオール**であり、代表的なプロゲストーゲンが**プロゲステロン**です。
　ステロイドホルモンにはこれ以外に「アンドロゲン（男性ホルモン）」、「糖質コルチコイド」と「鉱質コルチコイド」（体内成分の調整や代謝に関わるホルモン）があり、全部で5種類に分けられます（表1）。女性ホルモンと男性ホルモンを合わせて「性ホルモン」、糖質コルチコイドと鉱質コルチコイドを合わせて「副腎皮質ステロイドホルモン」とも呼びます。

表1　ステロイドホルモンの種類と代表例

性ステロイドホルモン	代表例
エストロゲン（卵胞ホルモン）	エストラジオール
プロゲストーゲン*（黄体ホルモン）	プロゲステロン
アンドロゲン（男性ホルモン）	テストステロン

この2つが女性ホルモンなんだね

副腎皮質ステロイドホルモン	代表例
グルココルチコイド（糖質コルチコイド）	コルチゾール
ミネラルコルチコイド（鉱質コルチコイド）	アルドステロン

＊プロゲスチン、ゲスターゲンとほぼ同義

POINT　そもそも"ホルモン"って？

①体内の情報伝達物質のひとつ。分泌する量を増減させることで、さまざまな生命活動をコントロールする。
②体内のホルモンは100種類以上ある。

ホルモンは体内でメッセージを伝えるんだね

★エストロゲン（卵胞ホルモン）について
エストロゲンには、エストロン、エストラジオール、エストリオールの3種類がある。エストラジオールが最も強力なエストロゲン作用をもつ。

★プロゲストーゲン（黄体ホルモン）について
体内で分泌される黄体ホルモンは「プロゲステロン」で、人工的な合成化合物も含めた黄体ホルモンの総称が「プロゲストーゲン」。

女性ホルモンは卵巣から分泌されます

　エストラジオールもプロゲステロンも主として卵巣から分泌されます。また、妊娠時にはいずれも胎盤から大量に分泌されます。エストラジオールの分泌量は、女性のライフステージにおいて卵巣機能の発達や衰えに伴ってダイナミックに変化します。つまり、思春期では、エストラジオール分泌の上昇とともに月経、排卵が開始します。性成熟期では、月経周期が確立され、エストラジオールは月経周期の排卵期にピークを形成します。そして更年期では、加齢に伴う卵巣機能の低下とともにエストラジオールの分泌が減少し、排卵と月経が終了します。

 女性ホルモンの作用

　2種類の女性ホルモンの作用を、表2に示しました。
　エストロゲンは、生殖にとって不可欠なホルモンです。卵巣の中の卵子を包む卵胞の形成を促進し、排卵を促します。子宮の内張りである子宮内膜を増殖させ、受精卵の着床に向けて準備状態を作ります。また、第二次性徴を促進し、女性らしい体型を作ります。骨の増殖を促進し骨密度を高めます。
　排卵後には卵胞は黄体に変化します。ここから分泌されるのが黄体ホルモン、すなわちプロゲステロンです。プロゲステロンは、子宮内膜を受精卵が着床しやすい状態に整え、妊娠が成立した場合にはこれを維持します。乳腺の発育も促します。ま

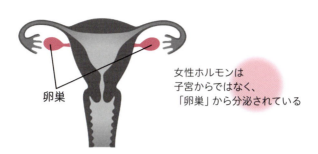

女性ホルモンは子宮からではなく、「卵巣」から分泌されている

卵巣

表2　女性ホルモンの作用

	エストロゲン （女性らしさをつくります）	プロゲストーゲン （妊娠を助けます）
性器作用	●子宮内膜の増殖 ●子宮筋の肥大化およびオキシトシン（子宮収縮を促す）に対する感受性の亢進 ●頸管粘液分泌亢進 ●腟粘膜の角化 ●卵胞形成促進 ●卵管の内膜増殖・繊毛運動亢進（受精を助ける） ●乳腺導管発達、乳汁分泌抑制	●エストロゲンが働いた子宮内膜を分泌期に変化（受精卵が着床しやすい状態に）させる ●子宮筋のオキシトシン感受性の低下 ●頸管粘液の減少、粘稠性の増加（受精卵の着床を助ける） ●腟上皮に対するエストロゲン作用抑制 ●乳腺分泌腺の発育促進
性器外作用	●第二次性徴の発現 ●骨の増殖促進、骨の伸びが終わる ●視床下部へ卵胞の成熟を伝達	●基礎体温の上昇 ●ふくよかな体に、脂肪蓄積 ●抗アルドステロン（むくみ）作用

岡田弘二：性ステロイド剤の効果．『産婦人科における薬物療法』（岡田弘二編著）．医薬ジャーナル社，大阪，1991,pp18-27 より引用改変

た、月経周期後半に基礎体温が上昇するのはプロゲステロンの作用です。

更年期における変化

　卵子の加齢とともに卵巣のゴナドトロピン（性腺刺激ホルモン）に対する反応性が低下し、エストロゲン分泌も低下して、ついには排卵が停止するとともに月経も終了します。これが閉経です。わが国の平均閉経年齢は50.5歳です。
　しかし、エストロゲン分泌の低下は突然起こるわけではありません。卵子の老化は30歳代後半より始まり、40歳以降ではエストロゲン分泌が徐々に減少していきます。男性においても少量のエストロゲンは分泌されており、これは加齢が進んでもほとんど減少しません。しかし、女性では閉経以降もエストロゲン分泌がさらに減少し、60歳以降で同年齢の男性よりも女性のほうが低くなります（図1）。
　更年期は、閉経前後5年間（計10年間）を指します。この時期に生じる心身の不快な症状で、他の疾患によらないものが更年期障害です。更年期では、エストロゲンは低く、逆にゴナドトロピンは高い状態となります。これに伴って「冷えのぼせ（ホットフラッシュ）」や発汗などの症状がしばしば生じます。ホルモンの異常に加えて、心身の老化や家族・社会の環境の変化などによる精神症状もしばしば伴います。
　さらにエストロゲンの低下に伴い、骨密度の低下による骨粗しょう症のリスク、脂質代謝の悪化とこれに伴う動脈硬化のリスクなどが高まります。
　更年期症状がある場合には、不足したエストロゲンを薬剤で補う「ホルモン補充療法」が有効です。

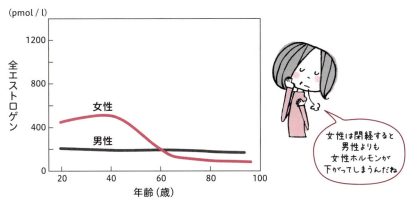

図1　全エストロゲン値の経年変化における男女比較[1]

乳がん・子宮のがんと女性ホルモン

　乳がんと子宮体（内膜）がんは、エストロゲンを栄養にして発生し増殖する悪性腫瘍です。また、良性腫瘍である子宮筋腫、子宮内膜症、子宮腺筋症もエストロゲンを栄養にして発生、増殖する性質をもっており、エストロゲンを分泌している性成熟期女性に発生し、エストロゲンが減少する閉経とともに縮小します。

　乳がんに対しては、エストロゲンの分泌を抑える薬剤（アロマターゼ阻害剤やゴナドトロピン放出ホルモンアゴニスト）、あるいはエストロゲンの作用を阻害する薬剤（タモキシフェン）が広く使用されています。

　子宮筋腫、子宮内膜症、子宮腺筋症に対しても、エストロゲンの分泌を抑える薬剤（ゴナドトロピン放出ホルモンアゴニスト）、あるいはエストロゲンの作用を阻害する薬剤（プロゲストーゲン※）が広く使用されています。

※プロゲストーゲンは黄体ホルモンの総称。ここでは人工の黄体ホルモン製剤を指す

女性が知っておきたい30のこと

04

年代別に考える女性ホルモン

髙松　潔

東京歯科大学市川総合病院　産婦人科　教授

女性の一生に大きな影響を与える女性ホルモン

　女性の一生は、小児期・思春期・性成熟期・更年期・老年期と男性よりも多くのライフステージに分けられます。

　思春期になると卵巣から女性ホルモンの一つである**エストロゲン（卵胞ホルモン）**が分泌されるようになり、女性らしい体型になってきます。12歳頃に初潮がきて、排卵するようになると**黄体ホルモン**も分泌されるようになります。性成熟期は月経周期も安定して、妊娠・出産に一番適している時期です。

　30歳代後半からは卵巣機能が衰えはじめ、月経周期も少しずつ乱れてきます。日本人では約50歳で閉経を迎えますが、同時にエストロゲンレベルが低下し、老年期にはそのレベルは性成熟期の約10分の1になります。この閉経の前後5年の計10

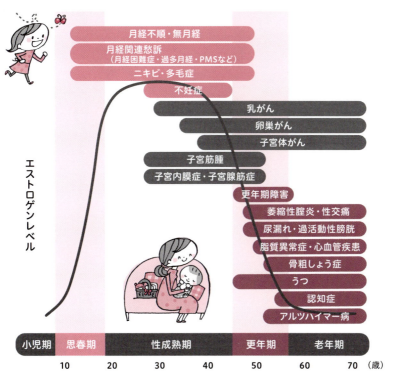

図1 女性のライフステージによる
　　エストロゲンレベルの変化とそれに関連した主な病態・疾患

年間が更年期と呼ばれます。このようにライフステージごとに、エストロゲンや黄体ホルモンレベルが大きく変化します。

　一方、例えばエストロゲンを鍵とすると、鍵穴にあたるエストロゲン受容体は、ほぼ全身に存在することが知られています。つまり、エストロゲンは子宮・卵巣・乳房などのいわゆる女性の性器以外にも全身に影響を与える

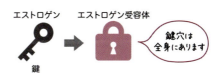

のです。従って、女性ホルモンレベルの変化に伴い、さまざまな病態・疾患が起こってきます（図1）。

　女性の一生は女性ホルモンに支配されているといっても過言ではありません。そういわれると何か損しているように思われるかもしれませんが、女性が男性よりも長寿なのは女性ホルモンのおかげともいわれています。

つらい症状には欠かせないホルモン療法

　女性ホルモンに関連した病態・疾患にはホルモン剤を用いて対応します。女性の愁訴（つらさの訴え）にはホルモン療法が欠かせないということです（図2）。ライフステージごとに主なものを見ていきましょう。

　思春期から性成熟期では妊娠が可能になりますが、通常の夫婦生活を1年間営んでも妊娠しない、つまり不妊症のカップルは10％弱ぐらいといわれています。原因はさまざまですが、排卵を促したり、受精卵を子宮に着床しやすくしたりするためにホルモン剤が使われます。また、早産を防ぐために黄体ホルモンを応用するという研究も進んでいます。

　逆に、望まない妊娠を避けるために**経口避妊薬（OC**→P30参照**）**が用いられます。従来、いわゆる「ピル」と呼ばれてきたホルモン剤です。誤解されることの多い薬の一つですが、含まれるホルモンの量を減らしたり、種類を変えたり、飲む方法を新しくすることなどにより、副作用が少なく、より効果の高いものに進化しています。欧米では30〜40％の普及率ですが、日本では5％以下なのは残念です。現在では、性交後72時間以内に

●OC……oral contraceptives　　●EC……emergency contraception

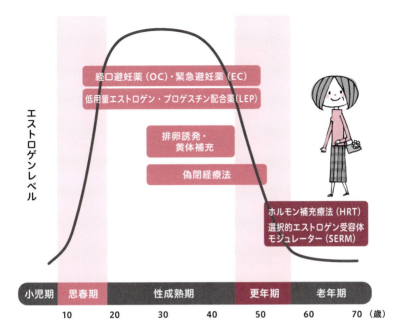

図2　女性のライフステージによる
　　　エストロゲンレベルの変化と主なホルモン療法

服用することにより、妊娠を回避する**緊急避妊薬**（**EC**→P44参照）
も利用できます。

　月経時に痛みが激しい方や出血が多い方は毎月つらいですが、OCと同じ成分のホルモン剤で、いわゆる生理痛などの月経困難症や子宮内膜症に伴う疼痛の改善に優れた効果を持ち、保険がきく**低用量エストロゲン・プロゲスチン配合薬**（**LEP**→P30参照）も使われています。

　痛み以外にも月経前症候群（PMS）の諸症状、ニキビ・多毛症も改善します。「ホルモン剤=がん」との間違った認識もいまだにあるようですが、OCやLEPの服用は将来の卵巣がん・子宮体がん・大腸がんなどのリスクを低下させることはもっと知ら

●LEP……low dose estrogen progestin　　●PMS……premenstrual syndrome

れて良いと思います。

　不妊の原因ともなる子宮筋腫や子宮内膜症はエストロゲンの影響で悪化することが知られています。これらは閉経すると悪化しないことから、ゴナドトロピン放出ホルモンアゴニスト（GnRHa）といわれるホルモン剤で排卵を抑えて、閉経状態へ持ち込む「**偽閉経療法**」も用いられます。6カ月の投与を1コースとする場合が多く、投与を止めれば元の状況に戻りますが、閉経に近い年齢の場合にはそのまま閉経になることを期待する「逃げ込み療法」も行われます。

　前述のとおり、ホルモン受容体は身体各所にあります。つまりホルモン剤の投与は各所に影響を与えます。例えば、エストロゲンは骨量を増加させたり、コレステロールの状態を改善させたりしますが、一方で、乳房や子宮内膜では増殖を促し、がんの方向へ向ける可能性があります。そこで、骨や脂質には好影響を、でも乳房や子宮内膜の増殖をさせない、つまり、「身体の部位ごとで効果が異なる」という都合のよい薬剤も開発されています。一つは**選択的エストロゲン受容体モジュレーター（SERM）**であり、主として骨粗しょう症に用いられます。子宮筋腫や緊急避妊に用いられる**選択的プロゲステロン受容体モジュレーター（SPRM）**も日本への導入が待たれます。

　一方、閉経後にエストロゲンレベルが下がることに対して、エストロゲンを補う方法がいわゆる**ホルモン補充療法（HRT）**です。更年期障害や性交痛、脂質異常症、骨粗しょう症など閉経後に起こる疾患はもちろんのこと、アンチエイジングとしてシワの改善、その他、メタボリック症候群、不眠や

- GnRHa……gonadotropin releasing hormone agonist
- SERM……selective estrogen receptor modulator／エストロゲン受容体に働きかける薬

抑うつ、アルツハイマー病などにも効果があり、死亡率を下げたり、寿命を延ばしたりする可能性も示唆されています。懸念されていた乳がんのリスクも飲酒や肥満など生活習慣に関連した要因と同じか、逆に低いこともわかっています。また、OC・LEP同様に大腸がん、胃がん、食道がんなどはHRTによりリスクが下がることが知られています。

ホルモン剤は人生をデザインできる薬

　このように、それぞれのライフステージのホルモン状態に応じたホルモン剤が利用できるようになっています。欧米ではホルモン剤は「Life design drugs」、つまり女性が自分で**「人生をデザインできる薬」**と呼ばれています。さらに最近では高い効果と副作用の低減を目指した新しい薬剤も開発中です。

　ホルモン療法というと、何か怖いようなイメージがあるかもしれません。「自然な方法がいい」という方もいらっしゃいますが、ホルモンは本来、身体にあるものです。もう一度、今の自分の女性ホルモンの意味を考えてみませんか？　そして、何か不都合な症状があるならば、ホルモン療法の可能性について、産婦人科の先生に聞いてみてはいかがでしょうか？

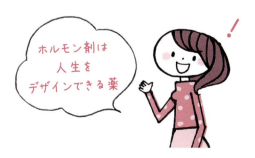

- SPRM……selective progesterone receptor modulator／プロゲステロン受容体に働きかける薬
- HRT……hormone replacement therapy

素朴な疑問を解決！

低用量ピルとLEPはどう違うの？

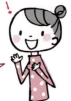

健康保険が使えるかどうかの違いなんだね

	低用量OC （低用量経口避妊薬）	LEP （低用量エストロゲン・プロゲスチン配合薬）
目的	避妊	月経困難症や子宮内膜症などの治療
成分	卵胞ホルモン （エストロゲン） ＋ 黄体ホルモン （プロゲスチン）	卵胞ホルモン （エストロゲン） ＋ 黄体ホルモン （プロゲスチン） 含有量は左とほぼ同じ
健康保険	適用外 自己負担は 2000〜3000円/月	適用
種類	・一相性…ホルモンの配合比率がすべて同じ錠剤 ・三相性…配合比率が自然に近い3段階に変化する錠剤（順番通りに飲む）	使える薬は2種類 （いずれも一相性）
飲み方	1日1錠を服用 1周期（28日）中に数日の偽薬または休薬期間を含む	左と同じ
入手方法	産婦人科で処方してもらう	左と同じ

Chapter 2

思春期から青年期の あなたに

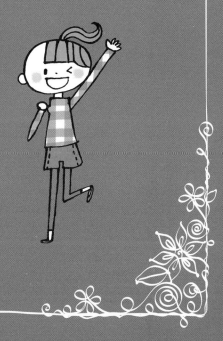

Chapter 2 ● 思春期から青年期のあなたに

女性が知っておきたい30のこと

05

肥満とやせすぎは月経に関係するの？

松崎 利也

徳島大学大学院医歯薬学研究部 産科婦人科学分野 准教授

 体型を判定してみましょう

　肥満とやせすぎは月経に影響するのでしょうか。その答えはYesです。どちらも月経不順の原因になり、放置したら、肥満では子宮体がんになるリスクがあり、やせでは骨が弱くなります。ここでは、肥満、やせと月経不順の関係について説明します。

　肥満とやせの判定には、体格指数（BMI：body mass index）を使います。BMIは、体重（kg）を身長（mに換算）で2回割って算出します（**BMI＝体重（kg）÷身長（m）^{2}**）。例えば、体重が45kg、身長が155cmの方では、45÷1.55÷1.55で、BMIは18.7になります。**正常体型はBMIが18.5以上、25未満**で、18.5未満をやせ、25以上を肥満と判定します。ちなみに、BMI22付近が高血圧、脂質異常症、肝障害、糖尿病などの病

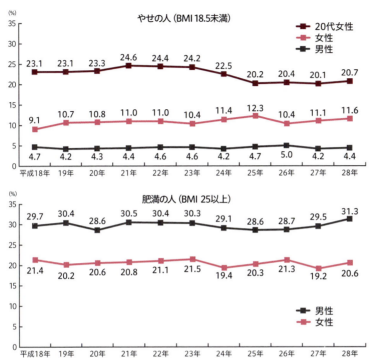

図1　やせおよび肥満の人の割合の年次推移（20歳以上）
「厚生労働省 平成28年国民健康・栄養調査結果の概要」（肥満及びやせの状況）より作成

気が少なく最も死亡率が低いことから、BMIが22となる体重を標準体重といい、身長から計算することができます（身長(m)×身長(m)×22で算出）。

日本の20代女性は5人に1人がやせ

　平成28年に厚生労働省が行った国民健康・栄養調査では、女性のやせは全女性の11.6％に見られ、この10年間で上昇してい

ます。とりわけ、**20代女性では20.7%と実に5人に1人がやせ**に該当します（図1）。一方、肥満者は、全女性の20.6%に見られ、20代女性では9.5%、30代女性では14.3%が肥満です。ちなみに、年齢が高いほど肥満者の割合は高く、**ピークの60歳代では24.2%と4人に1人が肥満**です。

やせと月経異常の関係は？

　1974年にアメリカの栄養学者ローズ・フリッシュが、月経の発来とその維持には身長に応じた体重が必要であることを報告し、初経に脂肪の蓄積が必要であること、やせにより月経不順になることが知られるようになりました。1994年には、脂肪細胞から分泌される「**レプチン**」というホルモンが発見されました。レプチンは脳の視床下部に栄養状態を伝えます。視床下部はレプチンをエネルギー備蓄の指標として認識し、血中レプチン濃度の増減に応じて「摂食促進物質」の発現を変化させ、**食行動やエネルギー代謝を調節**します。このおかげで体型は一定に保たれています。また、**レプチンは性機能を促進し、摂食促進物質は性機能を抑制**しますので、**ダイエット**で血中レプチン濃度が低下、摂食促進物質の発現が亢進すると、**月経不順、無月経**になります（図2）。

　日本産科婦人科学会の調査では18歳以下の思春期女性の無月経の誘因は減食による体重減少が44%と最も多く、私たちの病院を受診した視床下部性無月経患者でも体重減少によるものが38%と最も高率で、やせの無月経はとても多いです。体重減少では重症の無月経になり、女性ホルモン不足と栄養不足によ

図2 体重減少で月経が不順になるメカニズム

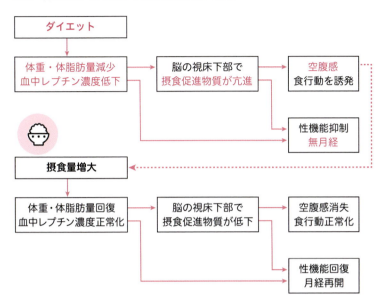

り骨量が低下します。骨密度を回復させるために最も有効な方法は栄養状態の改善による月経の再開であり、体重が極端に低いままでは女性ホルモンなどの薬剤を投与しても骨への効果は十分ではありません。

体重が回復すれば月経も再開

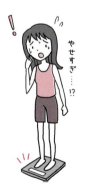

　体重減少による無月経では、不適切な食習慣を適正化し体重を回復させると高率に月経が再開します。ダイエットによる無月経では、体重の回復によりほぼ100％月経が再開します。神

経性食欲不振症では体重回復後も無月経が続く方がいますが、長期的にみると、10年後の月経回復率は80%前後と高く、既婚例の87.5%は妊娠しています。標準体重の90%まで体重が回復すると、86%の症例で月経が再開していますので、**「標準体重の90%」を目標**とするとよいと思います。体重増加に苦慮する症例では、専門医による精神面からのアプローチも必要になります。

肥満と月経不順

　肥満女性における月経不順の割合は非肥満女性の3.1倍、月経不順の女性に占める肥満者の割合は正常月経周期女性の4倍、無月経症例の45%が肥満であるなど、肥満は月経異常と密接に関わっています。肥満による月経不順は、やせと比べると重症化することは少なく、2〜3カ月に1回程度は月経のある方が多いです。血液中の女性ホルモン濃度もある程度保たれ、骨が弱くなることもありません。

　しかしながら、女性ホルモンがあるのに月経があまり起きないことに加え、排卵のないままで月経になっていることがあり、**ホルモン異常による子宮体がんになるリスク**があるようです。たまに月経があっても、基礎体温が一相性の方は要注意です。このがんを予防するには、減量で月経を正常化させること、あるいはホルモン療法も効果的です。

　肥満による月経不順は、**減量により高い割合で治る**ことが世界中で報告されています。5〜10%体重が減ると（80kgの方で4〜8kg減）約7割の方で、10%以上減ると（80kgの方で8kg以上減）約8割の方で月経不順が解消するようです。

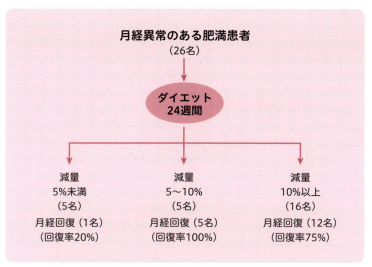

図3　肥満月経異常患者における減量の月経回復効果
（Matsuzakiら、Reprod.Med.Biol. 2017）

　私たちの治療成績でも、5％以上の減量を達成した方21名中の17名（81.0％）で月経不順が治りました（図3）。なお、半年の間に5％以上のダイエットを達成できた方は26名中21名、80.8％でした。

　減量の意欲を持ち続けるには、毎日の体重を記録し状況を認識することが秘訣と思います。また、**機能性食品**（1食170kcalを1日1〜2食置き換え）も、減量と月経不順の解消に効果があると思います。

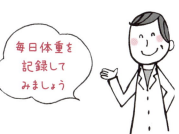

女性が知っておきたい30のこと

06 避妊について考えよう

安達 知子
総合母子保健センター 愛育病院 院長

現代女性の妊娠・出産

　女性の平均初婚年齢が29歳半ばとなった現在、20歳代の出産数は大幅に減少しています。しかし、実は、19歳以下の若年出産の全体の出産数に占める割合は以前と比較して増加しています。その一方で、妊娠した場合に人工妊娠中絶を選択する割合は、妊娠数を「出産数＋人工妊娠中絶件数」としますと、2015年では女性全体で15％、20歳未満では57％、20〜24歳では32％と若い女性で高値を示します。さらに45歳以上の女性も中絶の選択率は52％と高く、産み終え世代の避妊も大切なことがわかります（図1）。妊娠しても出産できない時期には、確実に避妊することが必要です。すべての子供たちは、望まれて生まれてきてほしいものです。

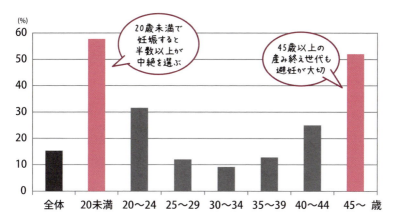

図1　妊娠した場合に人工妊娠中絶を選択する割合（2015年）
「厚生労働省 平成27年人口動態調査」と「平成27年度衛生行政報告例」より作成

 避妊法で大切なこと

　いろいろな避妊法がありますが、一番大切なことは、もちろん避妊効果が高いことです。他には、長期間使用していても、副作用や合併症などがほとんどなく、使用を中止すればいつでもすぐに妊娠できるようになること、さらに、使い方が簡単で、手ごろな価格で、女性が羞恥心なく手に入れることができるものや持ち運びに便利なもの、広く使用されているものなどが挙げられます。

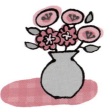

① 避妊効果が高い方法は？

　全く避妊をしないで性交を持つと、1年間に85％の女性が妊娠するといわれています。表1に各種避妊法の避妊効果の比較を示します。100人の女性が使用開始1年間で避妊に失敗する（妊娠する）頻度を「**パール指数**」といいます。残念ながらパール指数0の避妊法はありません。**低用量の経口避妊薬（OC）**（いわゆるピル）は毎日同時刻に服用することにより、0.29（日本のデータ）ときわめて低い値、すなわち高い避妊効果を示します。**銅付加タイプの子宮内避妊用具（IUD）** や黄体ホルモンを放出する**子宮内避妊システム（IUS）** はOCと同等の高い避妊効果を示します。一方で、日本人に汎用されるコンドームはパール指数2〜18、すなわち、正しく着脱をするなどのしっかりとした使用法で2、さらに性行為の途中から装着するなどのややいい加減な使用法で18くらいの高い失敗率を示します（表1）。

② 避妊法の特徴による比較

　精管結紮や卵管結紮（精管や卵管を糸で縛る手術）は体にメスを入れる方法で、女性の場合は全身麻酔や入院が必要になり、避妊効果は生涯継続するものの、逆にもう一度妊娠できる状況に戻すことは難しいといえます。IUDやIUSは医師によって子宮内に挿入され、5年間効果が継続されます。OCは医師によって処方され、飲み忘れは困りますが、服用している限り効果

●OC……oral contraceptives　　●IUD……intrauterine device
●IUS……intrauterine contraceptive system

表1　各種避妊法の避妊効果の比較

100人の女性が使用1年間で何人避妊に失敗するか＝パール指数

避妊法	パール指数
ピル (OC)	0.3〜9 (0.29*) 人
不妊手術（男性）	0.1〜0.15人
不妊手術（女性）	0.5人
銅付加タイプ子宮内避妊用具 (Cu-IUD)	0.6〜2 (0.6-0.8)人
子宮内避妊システム (IUS)	0.2人
コンドーム	2〜18人
リズム法	3〜24人
殺精子剤	18〜28人
性交中絶法	4〜22人
避妊しなかった場合	85人

（ピル〜IUSは）高い効果あり
（コンドーム）使用法により2割近く失敗

Trussell J : Contraception, 2011.
＊日本人女性 5,049 例に対する ピル承認申請時のデータ：松本清一：メディカルファイル, 1991
ピル8品目、パール指数0.00-0.59に対して投与症例数および投与周期数を反映して修正

は継続されます。しかし、ホルモン剤なので、使用するのが不適切な方もいます。コンドームは薬局で容易に購入でき、性感染症の予防効果もありますが、男性まかせの避妊となり避妊効果は低いと考えられます。

③ 年齢に応じて避妊法を選びましょう

　副作用や避妊失敗率も含めたリスクや利便性などについては、使用する女性の年齢や社会的な状況により異なります。一般的には、若年女性には、心臓や血管系などのリスク（高血圧、心疾患や脳卒中、静脈血栓症、糖尿病など）はきわめて低

く、女性ホルモンの影響を受けやすい乳がんなどの合併率や発症率も低いと考えられます。また、一方でまだ、出産・子育ては考えられない時期にあり、性交の機会も多々あり、パートナーも固定していない人もいることを考えると、自らの意思で使用できるOCは最も勧められる効果の高い避妊法です。服用開始初期には、吐き気、乳房の緊満感や少量の不正出血がみられることもありますが、通常1〜3カ月以内に症状は軽快しますし、OCにはいくつか種類があるため、自分に合ったOCへと変更することもできます。服用期間中は何年でも避妊効果が続き、中止すれば速やかに妊娠できる体の状況に戻ります。

　しかし、この時期は性交に伴う性感染症のリスクもあり、場合によりコンドームとの併用が望まれます。若年といえども、喫煙は心疾患などの発症リスクとなりやすく、また、OC服用中は胸痛、激しい頭痛や、ふくらはぎの痛みなどの血栓症の初期症状に注意する必要があります。

　参考までに、出産経験のある既婚女性、出産と出産の合間の避妊となれば、OC以外にも、避妊することを意識しないで長期間その効果が有効であることや心血管系などの合併症のリスクを上昇させないIUDやIUSが勧められ、産み終え世代や高齢の場合には精管結紮、卵管結紮なども勧められます。

④ OCの避妊の仕組みと副効用

　OCは2つの女性ホルモン、卵胞ホルモンと黄体ホルモンの合剤です。とくに黄体ホルモンの作用である、排卵抑制作用（受精の抑制）、頸管粘液の粘性を上げる作用（精子の子宮内進入

> **POINT** 思春期から青年期の女性の避妊には、OC（低用量ピル）がおすすめ
>
> **副効用**
> - ♥月経の予定がわかりやすく、調整も可能
> - ♥月経量が減る
> - ♥月経痛が和らぐ
> - ♥子宮内膜症などの病気も軽快
> - ♥卵巣がん、子宮体がんなどのリスクが減る
> - ♥アクネ（ニキビ）を抑えて肌がキレイになる　など
>
>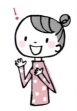

の抑制）、子宮内膜を厚くさせない作用（受精卵の子宮内着床の抑制）により、避妊作用を発揮します。OCには避妊以外の副効用が認められます。OCを服用することで、毎月28日周期の月経が来ることになり、月経の予定がわかりやすく、数日早めたり、遅くしたりの調整も可能です。また、月経の量も減少し、月経痛も軽減し、子宮内膜症などの病気も軽快します。卵胞ホルモンの働きで、アクネ（ニキビ）も抑えて肌がきれいになり、骨量増加で骨も強くなります。また、卵巣がん、子宮体がんや大腸がんなどの発がんも抑える作用があります。

避妊法はライフステージや状況に合わせて

　女性のライフステージや状況に合わせて、適切な避妊法を選択することは大切です。とくに思春期から青年期の女性には、避妊効果が高く、安全に使用でき、また、種々の副効用のある低用量の経口避妊薬（OC）は勧められます。

Chapter 2 ● 思春期から青年期のあなたに

女性が知っておきたい30のこと
07

知っておきたい緊急避妊のこと

北村　邦夫

一般社団法人日本家族計画協会　理事長

 簡単で副作用の少ない最後の避妊手段

　緊急避妊法とは、避妊をしないでセックス（以下「性交」）をしてしまったとか、コンドームが破ける、外れる、腟外射精、経口避妊薬（以下「ピル」）の飲み忘れや飲み遅れなど、正確に避妊できなかった、レイプされたなどの場合に行う最後の避妊手段です（図1）。妊娠経験がある女性であれば銅付加子宮内避妊具（IUD）を120時間以内に挿入する方法もありますが、**性交後72時間以内に必要量の女性ホルモン剤を服用する**のが一般的です。

　クリニックでは、国内唯一の承認薬である「**ノルレボ錠1.5mg（一般名：レボノルゲストレル）**」を使っています（図2）。添付文書には72時間以内と明記されていて、服用時期は早いに越したこ

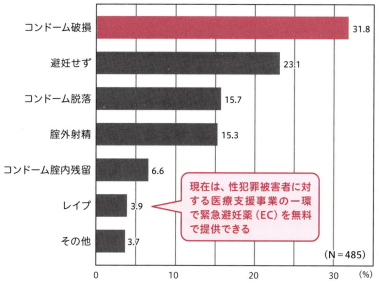

図1 緊急避妊外来受診理由
（日本家族計画協会クリニック：2005年4月〜2013年3月末）

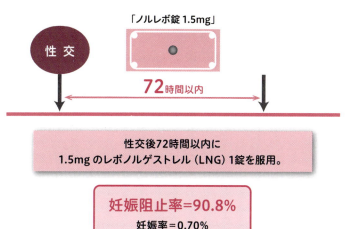

図2 緊急避妊法

07 ● 知っておきたい緊急避妊のこと

●LNG……levonorgestrel   ●EC……emergency contraception

とはありませんが（図3）、性交から120時間以内であればそれなりの避妊効果を期待できます。しかも、「ノルレボ錠 1.5mg」1錠を、医師の目の前で1回だけ飲んでもらって終了ですから簡単な方法ですし、副作用の発現率もきわめて低いのが特徴です。

妊娠を確実に回避するために

「どうして避妊ができるのですか？」との質問を受けることがあります。メカニズムが科学的に解明されているわけではありませんが、排卵を抑制する、排卵を遅らせる、結果として受精を妨げることなどが考えられています。問題は、「ノルレボ錠 1.5mg」を服用したことで排卵が遅れてしまう場合です。次の月経が来る前、言い換えれば妊娠が確実に否定される前に避妊が不十分な性交が行われると、そのために妊娠する危険性が高まってしまいます。妊娠を回避するためには、次の月経が来るまで性交しない、仮に性交が行われるのであれば、「ノルレボ錠 1.5mg」を服用した翌日からピルを服用することを勧めています。この場合、ピルの適正な服用方法ではないので、服用開始7日間はコンドームなどをバックアップとして使用する必要があります。

「ノルレボ錠 1.5mg」を服用した後21日間、あるいはピルの服用を中止した後7日間ほど経過しても月経が来なかったら妊娠を疑うことになります。大切なことは、受精卵が子宮内膜に着床することをもって妊娠が成立したと定義するわけですから、受精させないようにするこの方法は、人工妊娠中絶薬とは異なる、ということです。

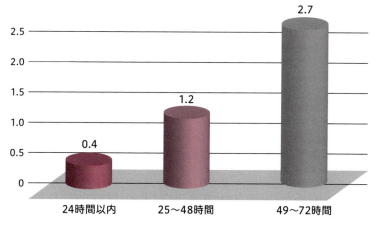

図3 性交から「ノルレボ錠 1.5mg」服用までの時間と妊娠率（%）
(Task Force on Postovulatory Methods of Fertility Regulation, The Lancet 352:428-432,1998)

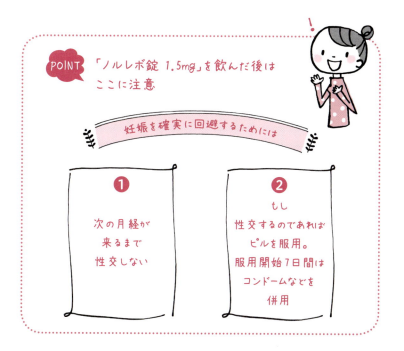

性犯罪被害者に対する公費負担制度がスタート

　日本での使用成績では、「ノルレボ錠 1.5mg」を1錠服用した場合の妊娠率 (*) は0.7%、妊娠阻止率 (**) 90.8%ですから、100%の避妊法でないことは今さら申し上げるまでもありません。しかし、不安を抱きながらも放置していたら排卵周辺期での妊娠は最大36%に起こってしまいます。したがって、妊娠を回避したいのであれば、「ノルレボ錠 1.5mg」の服用をためらう理由はありません。

　また、2006年度から、国は性犯罪被害者に対する公費負担制度をスタートさせています。都道府県によって対応には多少の違いがありますが、被害にあった時には警察に通報、警察官立ち会いのもと、医療機関で緊急避妊薬の処方と性感染症の検査を無料で受けることができます。これらを考慮すると、「緊急避妊法─知らないのは愚か、知らせないのは罪」とまで言われている理由がおわかりいただけるのではないでしょうか。

「緊急避妊からピルへ」を合言葉に

　その一方で、仮に100人の女性がピルを1年間服用した場合の妊娠率は、わが国で行われた臨床試験成績では0.29%でしたので、「ノルレボ錠 1.5mg」を1回使用した時の妊娠率に比べて驚くほどに低いことがわかります。そのため、「緊急避妊法の適正な使用」を目指す医師としては、非常時に緊急避妊薬を

（*）妊娠率＝妊娠数／症例数×100（%）
（**）妊娠阻止率＝（妊娠予定数─実際の妊娠数）／妊娠予定数×100（%）

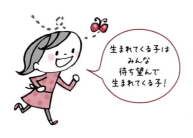

使用することは推奨しますが、これを繰り返すことがいかに愚かなことか知らせるために、「緊急避妊からピルへ」が合言葉になっています。そのように行動を変える機会となれば、コンドームが破けた時の恐怖も「経験にマイナスなし」と笑って済ませられるはずです。

大切なことは、「**Every Child a Wanted Child!**」（**生まれてくる子はみんな待ち望んで生まれてくる子**）。妊娠を望まないのであれば、女性が取り組める確実な避妊法で安心した性交を実現してください。

memo クリニックの探し方

緊急避妊薬は、病院やクリニックで処方してもらう薬です。「どこに行けばよいかわからない」という人は、下記のサイトで検索を。ひとりで悩まず、できるだけ早く専門医に相談しましょう。

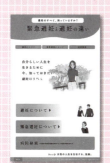

★**緊急避妊と避妊の違い**＝左
http://www.hinin.jp/
緊急避妊を相談できる全国の病院・クリニックを網羅。地図情報から近くの医療機関を探したり、女性医師や休日診療などの条件で絞り込むこともできます。

★**Dr.北村のJFPAクリニック**
http://www.jfpa-clinic.org/

| 緊急避妊と避妊の違い | 検索 |

女性が知っておきたい30のこと

08

運動をする女性の落とし穴

久保田 俊郎

東京共済病院院長／東京医科歯科大学名誉教授

 ## 若い女性のスポーツ障害の実態を調査

　最近、活発に運動する女性の健康管理への関心が、ますます高まっています。しかし、女性のスポーツ障害に関する日本での情報や調査報告はわずかで、これらの障害に対応できる産婦人科医や医療施設も、まだ少ないのが実情です。最近、日本産科婦人科学会（日産婦学会）が、若年女性のスポーツ障害の実態を調査・分析したところ、熱心に運動する女性には、その健康を脅かす深刻な落とし穴のあることがわかりました。

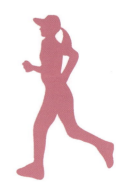

運動する女性の体調は月経周期の変化に影響されるの？

　月経周期に伴う女性ホルモン濃度の変化は、運動女性のコンディション維持を難しくする一因になっています。一般的には、月経期・黄体期に比べ、**卵胞期・排卵期のほうがコンディションの良い傾向**にありますが、個人差や個人内変動が大きいことも留意すべきです。日産婦学会の調査によると、思春期の女性アスリートでは、月経随伴症状として月経困難症や月経前症候群（PMS）が高頻度に見られます[1]。月経周期の調節のためには、**低用量ピル（OC）/低用量エストロゲン・プロゲスチン配合薬（LEP）**を適切に使用することは有効ですが、その使用法や副作用などについては、産婦人科医が十分説明する必要があります。

思春期の女性アスリートの8割に月経痛

　上記調査によると、思春期の女性アスリートの月経痛は82.8％にみられ、その発症頻度は、「数カ月ごと」が42.2％、「毎月」が40.6％でした。しかも、月経痛を有するアスリートの53.0％は、運動に支障をきたしていました。この症状に対しては56.0％が薬剤を服用しており、「時々服用する」が38.3％、「毎回服用する」が18.1％で、「服用しない」が43.5％でした。服薬状況は鎮痛薬が55.2％で、OC/LEP服用率はわずか1.6％でした[2]。まず服用を推奨されるのは鎮痛薬であるNSAIDs（エヌセイズ）（非ステロイド性抗炎症薬）ですが、無効の場合にはホルモン製剤が効果的です。OC/

- LEP……low dose estrogen progestin
- NSAIDs……nonsteroidal anti-inflammatory drugs

図1 競技系列別での「無月経(調査時)」=A=と「疲労骨折(既往)」=B=の頻度 [1] [4]

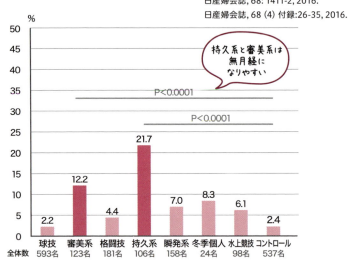

日産婦会誌, 68: 1411-2, 2016.
日産婦会誌, 68 (4) 付録:26-35, 2016.

A 無月経 (調査時)
無月経の頻度は、持久系 (21.7%) と審美系 (12.2%) がコントロール (2.4%) に比し有意に高値を示した

LEP服用率は、日本では欧米と比べ低頻度なので、この薬剤を有効に使用することが今後、求められます。

運動する女性の無月経の実態は？

1. 続発性無月経

　思春期の女性アスリートにおける無月経の発症頻度は、上記調査では持久系(陸上中・長距離、競歩など)が21.7%、審美系(新体操、体操、フィギュアスケートなど)が12.2%で、コントロール(通常の女子大学生)の2.4%に比べて有意な高値を示し

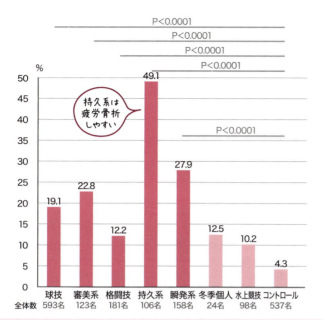

B 疲労骨折（既往）
既往疲労骨折の頻度は、持久系で49.1%と極めて高く、瞬発系(27.9%)、審美系(22.8%)、球技系(19.1%)、格闘技系(12.2%)でも、コントロール(4.3%)に比し有意な高値を示した

ました。一方、瞬発系（短距離、ハードルなど）は7.0%、水上競技は6.1%で、有意差はありませんでした（図1A）[3]。

BMI（肥満度を表す体格指数）による無月経の頻度は、BMI 17.5kg/m² 未満群が26.5%、BMI 17.5～18.5 群が20.3%で、BMI 18.5～25.0 群（4.6％）に比べて有意な高値を示しました。これらの結果より、BMI値の低下が、この疾患の発症に影響することが明らかとなりました[3]。

2．初めての月経の年齢

女性アスリートの平均初経年齢は、BMI 17.5 kg/m² 未満群が13.2歳、BMI 17.5～18.5群が13.5歳、BMI 18.5～25.0群

●BMI……body mass index

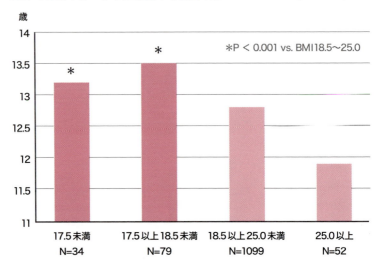

図2 女性アスリートのBMI別での初経年齢[1]　日産婦会誌, 68: 1411-2, 2016.

初経年齢の平均値は、BMI 17.5 kg/m² 未満群が13.2歳、BMI 17.5〜18.5 kg/m² 群が13.5歳を示し、BMI18.5未満群では18.5以上の群に比し有意に初経年齢が遅れた

が12.8歳、BMI 25以上群が11.9歳を示し、BMI 18.5未満群が18.5以上の群に比べて有意な高値を示しました（図2）[2]。

　一方、競技種目別では、審美系が13.8歳と最も遅く、持久系（13.4歳）、冬季個人競技（12.9歳）、球技系（バスケットボール、サッカーなど）（12.8歳）も、コントロール（12.2歳）に比べて有意に遅れました[1]。以上の結果より、**やせや競技の種目により、初経の発来が影響される**ことがわかりました。

運動する女性の疲労骨折の実態は？

　同調査により、既往疲労骨折の発生頻度も女性アスリートに

有意に高いことがわかりました。競技レベル別では、日本代表群（22.6%）、全国大会出場群（23.3%）、地方大会出場群（20.8%）、出場なし群（18.8%）の全てが、コントロール群（4.3%）に比較し有意に高値を示しました。

競技種目別では、持久系が49.1%、瞬発系が27.9%、審美系が22.8%、球技系が19.1%で、有意に高値を示しました（図1B）。BMIによる検討では、BMI 17.5未満群の疲労骨折発生頻度は41.2%、BMI 17.5〜18.5群が36.7%を示し、BMI 18.5〜25.0群（19.8%）に比べてその頻度は有意に高いことが明らかとなりました[1][4]。

女性のスポーツ障害で、今後気をつけることは？

やせが、無月経や疲労骨折の発生に影響することから、オーバートレーニングや栄養の摂取不足などでBMIが極端に低下しないよう、運動する女性は利用可能なエネルギー（energy availability）の摂取に十分心がけ、運動量や身体的なコンディションに見合った栄養を供給することが大切です[5]。また、初経前のやせも初経を遅らせる可能性が高いため、初経前での練習環境や指導方法にも留意する必要があります。

今後は産婦人科医が中心となり、スポーツドクターやスポーツ栄養士などと連携して、運動する女性がスポーツ障害の落とし穴にはまらないよう、十分注意することが重要と思われます。

> 知って納得!!

おりもの（帯下）にも大切な役割があります

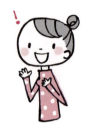

おりものは下着を汚す厄介者……と思っていませんか？
実は、「感染を防ぐ」「受精を助ける」など重要な役割を果たしています。

●月経周期で変化

月経終了後はエストロゲンの影響で増えていき、排卵期には透明でよく伸びるおりものが多量に分泌されます。排卵後には徐々に量が減り、黄白色で粘り気のあるものに変わっていきます。これは、プロゲステロンの影響です。基礎体温の測定と、おりものの観察をあわせて行うと、普段の状態がよくわかり、変化にも気づきやすくなります。

●感染による変化

おりものの中には善玉菌の乳酸菌がいて、腟内を酸性に保ち、細菌やカビなどの感染を防いでいます。おりものの色は通常、無色または白色かクリーム色ですが、細菌感染すると黄色や黄土色などに変わります。カビの一種のカンジダ菌に感染した場合は、カッテージチーズのようなポロポロした状態に。おりものが普段と違うと感じたり、かゆみなどの症状を伴ったりする場合は、産婦人科を受診して治療を受けましょう。

---

memo 基礎体温を正しく測りましょう

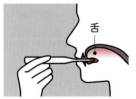

口を開け、舌下の奥（中央の筋の左右どちらか）に体温計を入れ、口を閉じて測る

朝、目が覚めたらトイレに行ったり体を動かしたりする前に、横になったまま舌の下へ専用の「基礎体温計」を入れて測りましょう。測ったら必ず記録をつけておきます。最近は、基礎体温を長期間、自動的に記録できるタイプや、パソコン・スマホに送信して管理できるものなど、さまざまな機能を備えた基礎体温計も販売されています。上手に活用して、健康管理に役立ててみては。

Chapter 3

妊娠を望むあなたに

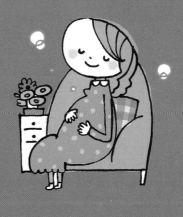

Chapter 3 ● 妊娠を望むあなたに

女性が知っておきたい30のこと

09

排卵はどうやって起こるの？

峯岸　敬
群馬大学理事／副学長

重要な役割を果たす3つのホルモン

　女性は卵巣の中に、卵子のもととなる**原始卵胞**を持って生まれてきます。卵胞は卵子とその周囲を取り囲む袋状の細胞から成り、思春期になると発育を開始します。月経が始まると卵胞は月経周期にあわせて成長し、直径20mm程の**成熟卵胞**になると、中から卵子が放出されます。それが**排卵**です。
　卵巣で起きる排卵のリズムは、脳の中枢でコントロールされています。**視床下部**から分泌される**性腺刺激ホルモン放出ホルモン（GnRH）**が**下垂体**に作用し、その刺激で下垂体から**卵胞刺激ホルモン（FSH）**が分泌され、卵胞を成熟させます。卵胞の発育に伴い**エストロゲン（卵胞ホルモン）**の分泌が増加すると、その信号が視床下部に伝わり、**黄体化ホルモン（LH）**の分泌が

●GnRH……gonadotropin releasing hormone
●FSH……follicle stimulating hormone　　●LH……luteinizing hormone

図1 性周期を作り出す「視床下部−下垂体−卵巣系」システム

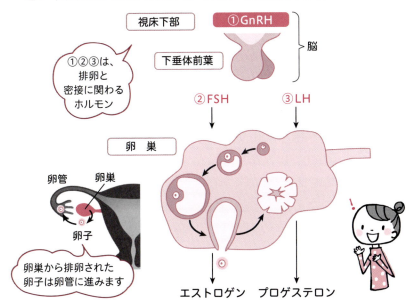

急増（LHサージ）して排卵が起こります。卵子が放出された後の卵胞は**黄体**に変わり、そこから**黄体ホルモン（プロゲステロン）**が分泌されます。

卵巣で排卵の起きる場所は、子宮から伸びてきている卵管の入り口に近い所で、卵胞から放出された卵子は直ちに卵管内に輸送されます。卵管内で受精が起きると妊娠が成立し、受精しなかった場合は排卵後14日程で月経が起こります。

このような周期的な変化（性周期）を作り出している仕組みを「**視床下部−下垂体−卵巣系**」と呼び、先に挙げたように、さまざまなホルモンが関与しています（図1）。その中から、排卵と密接に関わる3つのホルモン（GnRH、FSH、LH）の働きについて、さらに詳しく解説していきましょう。

① 性腺刺激ホルモン放出ホルモン（GnRH）の働き

　脳の視床下部というところは、体温調節や新陳代謝、ホルモン分泌など生命維持に欠かせない生体システムの司令塔の役割を担っている器官です。そこから分泌される性腺刺激ホルモン放出ホルモン（GnRH）は、すぐ下の下垂体という場所に作用して、2種類の性腺刺激ホルモン、卵胞刺激ホルモン（FSH）と黄体化ホルモン（LH）の分泌を制御しています。

　脳の一部であり中枢として機能する視床下部は、体全体のエネルギー、精神的ストレスなどの影響を受ける場所でもあります。GnRHが下垂体に作用して制御機能を発揮するためには、**一定のリズムで分泌がコントロールされている**（図2）必要がありますが、過度の運動や体重の変化などは、このリズムを狂わせる原因になります。過酷な訓練を繰り返す運動選手では、GnRH分泌のリズムに問題が生じ、排卵が起こらなくなったり、月経が来なくなったりしてしまうことがあります。月経が来ないことは、一見、運動選手にとって好都合と考えられるかもしれませんが、エストロゲンの分泌がない**無月経**になると、骨が弱くなって骨折しやすくなったり、将来の骨粗しょう症リスクが高まるなどの問題が生じます。

　一方、視床下部は、月経周期に関する重要な情報をエストロゲンから受け取る部位でもあります。卵巣で合成、分泌されるエストロゲンは、卵巣から中枢に対して、**卵胞の成熟状況を知らせるシグナルを送る役目**を持っています。卵胞が成熟して、エストロゲンを十分量分泌していれば、排卵の準備が完了しつつあることになり、この状況が中枢に伝わるとGnRHの分泌

図2 月経周期に伴うホルモン分泌と基礎体温の変化

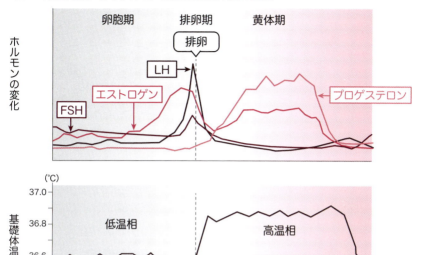

　が誘導され、さらに下垂体からの黄体化ホルモン（LH）分泌の急増（LHサージ）につながります。

　卵巣での排卵のリズムを維持するためには、**GnRHの分泌を抑制する機構**も必要です。恒常的に分泌されるGnRHは、やはりエストロゲンにより抑制されていることが知られています。このメカニズムを利用しているのが経口避妊薬に含まれるエストロゲンで、排卵を抑制する目的で使用されています。

② 卵胞刺激ホルモン（FSH）の働き

　下垂体から分泌される卵胞刺激ホルモン（FSH）は卵巣の**未熟卵胞**を刺激して、エストロゲンの分泌を促します。エストロ

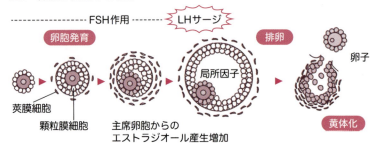

図3　卵胞が発育する様子

ゲンの産生には卵胞を構成する2つの細胞、**莢膜細胞**と**顆粒膜細胞**が関与しています。外側の莢膜細胞ではアンドロゲン（男性ホルモン）が産生され、これがエストロゲンの材料になります。内側の顆粒膜細胞では酵素のアロマターゼが働き、アンドロゲンからエストロゲンを産生します。

　FSHの作用により、卵胞の成熟が進むにつれて顆粒膜細胞の増殖が起こります。月経の最初の日を1日と数えると、28日周期の女性では14日間かけて、卵胞の大きさが増していきます。この14日目ごろに卵胞が直径20mmほどに達すると、エストロゲン分泌量も増大します。先ほど述べたように、このエストロゲンの増加が視床下部へのシグナルとなることで、GnRHが分泌され、それに引き続きLH分泌の急増（LHサージ）が起きて、排卵が引き起こされることになります（図3）。

　FSHの作用で同時に成長を始める数十の卵胞のうち、**主席卵胞**と呼ばれる一つだけが成熟を持続します。超音波で観察すると、排卵前の主席卵胞を確認することができます。何らかの理由で排卵が遅れることもあり、20mmを超えて成長しても排卵しないでいると卵巣腫瘍として認識されることがあるため注意が必要です。実際には経過を観察すると吸収されていくこと

が多いので過度に心配する必要はありません。

③ 黄体化ホルモン（LH）の働き

　卵胞はその構成要素に卵子を含みますが、卵子は卵胞刺激ホルモン（FSH）によって産生されるエストロゲンの作用を受けて成熟していきます。

　一方、黄体化ホルモン（LH）は顆粒膜細胞に存在するLH受容体に作用して顆粒膜細胞にシグナルを送り、ここから分泌される**成長因子**が卵子を取り囲む細胞に働きかけ、卵子の成熟を促進します。LHが直接、卵子に働きかけるのではなく、卵子の周囲にある"LHに感受性をもつ細胞"に間接的に働きかける機構になっていることが興味深いシステムです。

　最終的には、LHの分泌の急増（LHサージ）によって卵子の減数分裂（染色体数が半数になる細胞分裂）の過程が完成し、受精可能な卵子として排卵されます。

　卵巣には、たくさんの卵胞が未熟な状態で存在しています。LHの分泌は約28日の月経周期ごとに1回のピーク（LHサージ）を示しますが、その際にすべての卵胞が反応すると、1回の排卵周期ですべての卵子が消失してしまうことになります。これを防ぐため、巧妙に卵子を保護する機構が働いていることがわかりますが、このメカニズムがすべて解明されているわけではありません。

　こうした卵胞の発育の制御の仕組みが解明されることにより、未熟卵胞を体外で培養して効率よく妊娠を成立させることが、将来に向けた課題となっています。

女性が知っておきたい30のこと

10

妊娠の基礎知識

田中　守

慶應義塾大学医学部　産婦人科学教室　教授

図1　妊娠が成立する仕組み

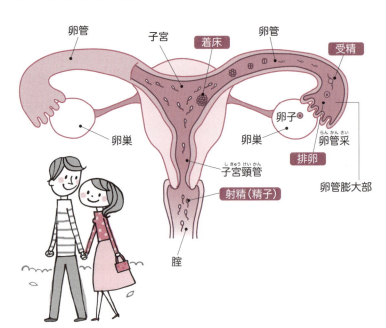

妊娠の前に準備すること

　妊娠したいと思ったら、まず必要なことは、おなかの中に宿る未来の赤ちゃんに備えて、ご自身とパートナーの環境を整えることです。**妊娠前健診**を受けて、お互いの感染症の有無を確認する必要があります。特に重要なのは妊娠中に感染すると赤ちゃんに一生残る異常をきたす風疹ウイルスをはじめ、はしか、水ぼうそう、おたふくかぜの抗体検査を受けること。もしも抗体がなければ、妊娠前にワクチン接種をすませておきましょう。さらに婦人科検診と乳がん検診を受けて、妊娠前に治療すべき異常がないかどうかチェックすることが必要です。一度、妊娠してしまうと予防接種が打てなくなり、感染を心配して過ごすことになりますので、パートナーも含めて予防接種を受けておきましょう。

　喫煙は、妊娠出産に悪影響を及ぼすことが証明されています。喫煙している方は禁煙してください。また、胎児の奇形を減少させることが証明されている葉酸は、妊娠前からサプリメントで摂取するようにしましょう。

受精のメカニズム

　脳から分泌されたホルモンの刺激に従って卵巣から排卵された卵子は、卵管を下っていきます。一方、男性の精巣でつくられた精子は腟内に射精され、腟内から子宮を通って卵管まで上

図2 妊娠週数の数え方

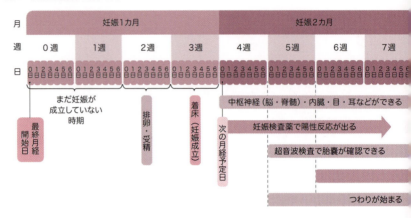

がっていきます。卵子と精子は卵管膨大部という部分で出会い、受精が行われるとされています（図1）。受精卵は、受精後数日かけて子宮腔内に達して、子宮内膜に着床することで妊娠が成立します。着床すると胎盤が形成され、そこからヒト絨毛性ゴナドトロピン（hCG）と呼ばれるホルモンが産生されるようになります。尿検査でこのホルモンを調べることで、妊娠かどうかの判定を行います。大体、受精後2週間（＝予定月経）くらいで妊娠反応が陽性となるようになっています。

胎児の発育

妊娠週数は、月経周期が28日周期の方を基本として計算します。排卵が最終月経の開始日から14日目、次の予定月経開始日が28日目です。妊娠週数は最終月経開始日からの週数で計算され、上記の予定月経開始日で妊娠していれば妊娠4週、分

●hCG……human chorionic gonadotropin

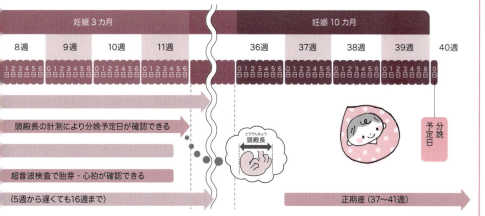

娩予定日は妊娠40週0日ということになります（図2）。基本的に妊娠中は何事も、この妊娠週数をもとに考えていきます。

妊娠**5週から15週**くらいまでが**器官形成期**といわれ、急速に赤ちゃんの神経系、循環器系、消化器系、呼吸器系などの基本的な臓器ができてくる時期とされています。この時期は、母親の食事、病気、薬、アルコール、喫煙、ウイルス感染が赤ちゃんに大きな影響を及ぼす可能性があり、特に気をつける必要があります。妊娠が疑われたら直ちに市販の妊娠検査薬で妊娠反応を確認し、産婦人科を受診して赤ちゃんの成長環境を整える必要があります。

妊娠21週6日までは流産とされ、出産しても赤ちゃんの命を助けることはできません。また、妊娠22週0日から妊娠36週6日までは早産の時期とされ、出産した場合には助かる可能性があります。正期産は、妊娠37週0日から妊娠41週6日までとされ、妊娠42週以降は過期産とされます。

妊娠中に起こりやすいトラブル

つわり：原因ははっきり解明されていませんが、「胎盤から出てくるhCGというホルモンが影響している」「体質と関連している」「精神的なストレスが影響している」などの諸説があります。早い人は妊娠5週くらいから始まり、妊娠15週すぎには軽快する方がほとんどです。脱水が悪影響を及ぼすと考えられていますので、経口補水液やスポーツドリンク等で水分補給を積極的に行うとともに、吐き気止めの薬や点滴も考慮することがありますので、医師に早めに相談して下さい。

便秘・痔：妊娠中はホルモンの影響や大きくなってくる妊娠子宮の影響で便秘になりやすくなります。繊維質の多い食事や水分補給を心がけるとともに早めに医師に相談して、便秘の薬（緩下剤）を使用することも考えましょう。

貧血：妊娠中は、お母さんの血液量が増加するので相対的に血液が薄まり貧血になります。分娩時に貧血になっていると、分娩に伴う不測の出血でお母さんの命に関わる状態になる可能性があります。妊娠前から、少しでも貧血を改善するよう鉄分やタンパク質の多い食事をバランス良くとるように心がけましょう。

妊娠を考えるあなたに

　妊娠は新しい生命を育む、とても大切なことです。また、出産は、お母さんと赤ちゃんにとって命に関わるような事態も起こり得る、とても重要な場面であると同時に、とても素敵な瞬間です。是非、パートナーや家族の方と一緒に、妊娠・出産という大切な時間を過ごしてください。

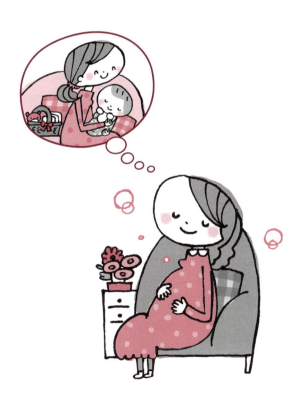

女性が知っておきたい30のこと

11

妊娠に関わる いろいろなホルモン

佐川 典正

洛和会音羽病院 総合女性医学健康センター 所長

生命を守るための仕組み

　妊娠の成立・維持や出産、そして産後の育児には多大なエネルギーを必要とします。そのため、極端に体重が減少したり（やせ）、エネルギー摂取量が制限されている状態（飢餓）のときには、生命を守ることが最優先され、生殖機能（妊娠・出産に関わる働き）は抑制されます。逆に、エネルギーが過剰に蓄積された状態（肥満）でも、月経異常や排卵障害など生殖機能障害が引き起こされることがよく知られています。このような**生殖機能を調節する仕組み**の鍵を握っているのが、「**レプチン**」というホルモンです。

　毎日の食事から摂取されたエネルギーは、肝臓や筋肉・脂肪などに貯蔵されます。レプチンはこの**脂肪細胞から分泌され**、

「食欲を抑える作用」と「エネルギー消費を増進させる作用」によって、身体に蓄えられたエネルギーを減らす方向（肥満を防ぐ方向）に作用する**抗肥満ホルモン**としてもよく知られています。

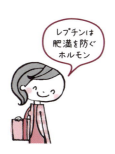

妊娠・出産を助けるレプチンの働き

　このように多様なレプチンの働きを解析しようと、さまざまな「モデル動物」が開発されています。モデル動物とは、ヒトの病気の原因究明や治療法の開発などに利用するため、遺伝子の操作などを行って生み出された実験動物です。脂肪細胞の有無、血中レプチン濃度の高低など、特徴の違うマウスモデルについて、その生殖機能を比較したところ、「**生殖機能は脂肪細胞の有無にかかわらず、血中レプチン濃度が高まることで促進される**」ということがわかりました。

　一方、レプチンがヒトにおいても生殖機能の調節役を担っていることは、肥満ややせの人の症例に示されています。レプチンを持たない人やレプチン受容体（体内でレプチンが作用する場所）に異常がある人は、極度の肥満になるだけでなく、排卵に必要な卵胞刺激ホルモン（FSH）や黄体化ホルモン（LH）の分泌が低下しています。また、思春期の女子によくみられる神経性食思不振症（拒食症）に伴う無月経などの生殖機能異常には、体脂肪量の減少による**レプチン分泌低下**と、それに続く**視床下部－下垂体系の機能低下**（FSHやLHの分泌低下）が関連していると考えられています。

卵巣では女性ホルモンの分泌を抑制

　月経周期によって血中レプチン濃度がどのように変化するかを測定した研究報告によると、卵胞期後期～黄体期中期（排卵の前後）には卵胞期前期（月経期）に比べてレプチン濃度が高くなることがわかりました。また、卵胞期後期にはレプチンの分泌増加に続いて、LHとエストロゲン（卵胞ホルモン）の分泌増加もみられました。これらの事実は、**「レプチンの増加が排卵過程に重要な役割を果たしている」**可能性を示しています。

　一方、卵巣にはレプチン受容体が分布しており、卵胞の中を満たしている卵胞液に含まれるレプチンには、女性ホルモンの産生を抑制する働きがあることがわかっています。そのため、**「肥満に伴う高濃度のレプチンは、男性ホルモンの過剰状態や、排卵障害を引き起こす」**可能性があると考えられています。

 ## 卵巣の女性ホルモンはレプチン分泌を促進

　逆に、卵巣の女性ホルモンが、脂肪細胞からのレプチン分泌に何らかの作用を及ぼしている可能性を示す報告もあります。例えば、体外受精治療などで排卵誘発中（エストロゲン分泌が増加中）の人が血中レプチン濃度を連続的に測定すると、3日目に比べて9日目の方が有意に高値を示したとされています。さらに、男性から女性へ（または女性から男性へ）の性転換手術を受けた患者に、エストロゲン（または男性ホルモン）を投与

図1 レプチンの多様な働き

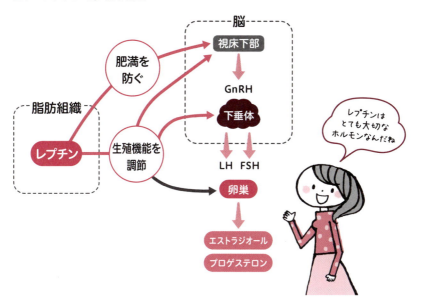

すると、レプチン濃度が上昇（または減少）すると報告されています。これらの成績は、脂肪細胞から「視床下部 - 下垂体 - 卵巣」方向への作用だけでなく、**卵巣から脂肪細胞方向への作用**としても、女性ホルモンとレプチン代謝の関連が存在することを示しています。

脂肪細胞から分泌されるホルモンとして発見されたレプチンは、**中枢（視床下部 - 下垂体）** では**生殖機能を促進**する（妊娠・出産を助ける）方向に作用し、**末梢（卵巣局所）** では女性ホルモンの分泌や卵胞の成熟を**抑制**する方向に作用しています。

レプチンは、生命維持のために必要なエネルギー代謝の調節機能だけでなく、種の保存のための生殖機能をエネルギー代謝と結びつける重要な役割を果たしているホルモンといえます。

⇒モデル動物の比較やヒトの症例報告、レプチンが生殖機能を調節する仕組みについては「医療最前線NOW①」（176～179ページ）で詳しく解説しています。

女性が知っておきたい30のこと

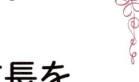

受精卵の成長をのぞいてみよう

見尾 保幸

ミオ・ファティリティ・クリニック 院長

 世界初！ 生命誕生の営みを映像再生

「生命誕生」、希望にあふれ、得も言われぬ美しい響きを持つこの言葉。私たちは、20世紀後半（1978年以降）、当世紀最大の医学的ブレイクスルー（突破口）といわれる生殖補助医療（ART）を手にすることができました。卵子と精子が受精し、新しい生命が誕生し成長する経過を顕微鏡を通して垣間見ることができるようになったのです。

しかし、これはあくまでもレンズ越しに見る静止画でした。そこで、私たちは、2001年から卵子と精子の受精の瞬間から着床に至る直前までの胚（受精卵）発育の経過を動的解析できる体外培養装置をつくることを試み、2003年、幸いにも成功しました。

75ページの写真は卵子と精子の受精の瞬間を捉えた初めての

●ART（生殖補助医療）……assisted reproductive technology

12 受精卵の成長をのぞいてみよう

映像の中の4枚です。卵子の下に見られる精子が透明帯（卵子の殻のようなもの）を貫通し、卵細胞表面に接着、やがて精子頭部は融合、さらに卵割が始まり、4細胞期へと発育します(→P181参照)。

これまで受精から初期胚発生過程の詳細とその時間経過はブラックボックスでした。私たちは、体外培養環境下ではありますが、卵子と精子の出会い以降のヒト胚の詳細な発育と時間経過を検討することができました。

受精した卵子は、何度も細胞分裂を繰り返しながら、卵管から子宮へと向かいます。その過程で各細胞が密着する「コンパクション（細胞密着：compaction）」という現象が起こります。私たちは、タイムラプス映像（デジタル画像を組み合わせて映像にしたもの）の解析から、ヒトにおけるコンパクション開始時期はその後の経過の指標になることを明らかにしました。また2種類のハッチング（子宮内膜に胚盤胞※が着床するために透明帯を破って内側の細胞が脱出すること）様式が存在することを見出しました。

私たちが可視化したこのような解析を通して、今後さらに、神秘的な生命誕生のからくりが明らかにされることを期待するとともに、感動的で、躍動感にあふれる生命誕生の素晴らしさ、尊さを再認識する契機となれば幸いです。

精子が卵細胞膜に接着してから4細胞期まで

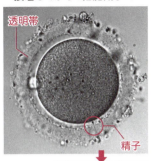
透明帯
精子

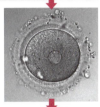

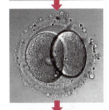

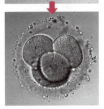

※胚盤胞とは着床の準備が整った受精卵を指す
⇒ 詳細は180〜186ページの「医療最前線NOW②」を御覧下さい。

Chapter 3 ● 妊娠を望むあなたに

女性が知っておきたい30のこと
13

早産ってなに？

中井 章人

日本医科大学 産婦人科 教授

妊娠22週〜36週の出産が早産

　正常な妊娠期間はおよそ40週間です。妊娠週数は最終月経開始日から起算するか、赤ちゃんの大きさや確実な受精日から決定し、**妊娠22週から36週の出産が早産**にあたります。早産では、流産（妊娠22週未満）と異なり、赤ちゃんに生存する力が出てきます。

　しかし、出産週数が早ければ、早い程、赤ちゃんは未熟で、さまざまな障害が出現します。したがって、早産は可能な限り回避しなければなりません。

図1　週数ごとの早産率の推移

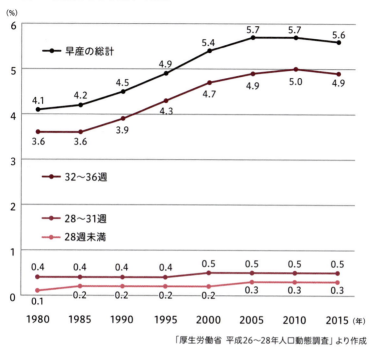

「厚生労働省 平成26～28年人口動態調査」より作成

早産は増えている

　日本は世界で一番、赤ちゃんの死亡率が低い国です。これは、1980年代以降今日まで変わることなく、現在でも少しずつ減少しています。しかし、反対に早産の割合は増加しています（図1）。

　これには2つの理由が考えられます。お母さんの高齢化と治療方法の問題です。高齢が直接早産を起こすわけではありませんが、高齢妊娠では高血圧や糖尿病などさまざまな合併症が増

加します。合併症の中には、おなかの赤ちゃんの発育や妊娠の維持に問題を起こし、結果、早産に至るものがあります。

また、現在標準的とされている張り止めの薬による治療が、十分に役に立っていない可能性が指摘されています。早産時期に、おなかの張りや出血があると切迫早産と診断され、安静や張り止めの薬が使用されることが一般的です。安静は重要ですが、張り止めの薬は、おなかの張りは抑えるものの妊娠期間を十分に延長しないことが報告されています。

 早産のハイリスクをみつける

これらのことから、最近では、おなかの張りや出血といった症状が出る（切迫早産になる）前に、早産リスクの高い人に予防的な治療を行うことが重要と考えられるようになってきました。

早産のリスクは多岐にわたります。前述の高齢、生活習慣（喫煙、薬物）にはじまり、さまざまな疾患（高血圧、羊水過多、子宮奇形、子宮筋腫、感染など）・状態（多産婦、多胎妊娠、早産の既往など）に加え、ストレス、重労働などが要因としてあげられています。これらの中で、特に注意すべきものを以下に解説します。

1. 過去に早産を経験している（早産の既往）

多くのリスク因子のうち最も早産と関連する因子は、早産の既往、すなわち前回、あるいはそれ以前に早産を経験していることです。

3回目の出産と早産の関係を図2に示します。過去に早産の

図2 早産既往歴と早産率（3回目のお産が早産になる確率）

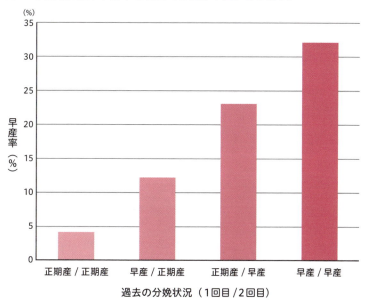

（Carr-Hill RA . Br J Obstet Gynecol; 92: 921-928. 1985.より改変）

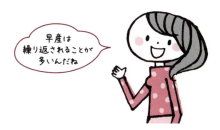

既往がないと、3回目の出産における早産率は4％程度に止まりますが、初回か2回目の出産が早産であれば、早産率はそれぞれ10％、20％以上に増加します。また、2回とも早産であった場合、早産率は30％を超えることになります。

図3 頸管長の短縮

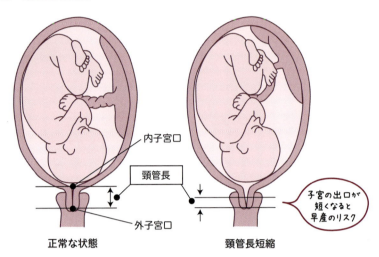

2. 子宮の出口が短くなっている（頸管長短縮<ruby>けいかんちょうたんしゅく</ruby>）

　子宮の出口が弱い場合（頸管無力症）、おなかの張りがなくても、子宮口（頸管）は開いていきます。この際、子宮口は子宮の内側（内子宮口）から開きます（図3）。この変化をいち早く見つけようとするものが、経腟超音波検査による頸管長の測定です。この検査は、妊娠20週前後に複数回行われ、内子宮口から外子宮口までの長さ（頸管長）を測定します。妊娠24週ごろまでに頸管長が25 mm以下になると早産率は5倍以上に増加します。

3. 腟炎になっている

　感染症は、以前から早産の原因の一つと考えられています。早産に至る感染症は上行性感染といわれ、腟から頸管、そして子宮内（絨毛膜羊膜炎）へと広がっていきます。

特に細菌性腟症と診断された場合、早期（妊娠20週まで）に治療を行う必要があります。

4. 予防治療が大切

以前に早産を経験しているか、妊娠経過中頸管長が短縮する場合、おなかの張りや出血といった症状がなくても、慎重な経過観察や予防的な治療を開始する必要があります。

過去に早産を経験している人は、妊娠16週ごろから黄体ホルモン注射を毎週行うことで、早産率が半減します。早産既往があり、さらに頸管長が短縮する場合、頸管縫縮術（子宮頸管を糸で縛る手術）が有効とされています。また、リスクがなくても頸管が短縮する場合、安静や感染予防を目的に入院し、連日腟内の洗浄治療などが行われます。いずれにしろ、リスクのある人は、高度な医療ができる施設で健診を受けることをお勧めします。

一方で、多胎妊娠はじめその他のリスク因子については、明確な早産予防の方法が確立していません。この場合、症状がなくても規則正しい日常生活を心がけ、十分な睡眠と栄養をとり、過度の就労や身体活動を避けることが肝要です。

自分のリスクを見極め、主治医とよく相談を

早産は、出生後の神経発達障害はじめさまざまな疾患の原因になります。ご自身のリスクを見極め、健診を受ける施設を選択し、主治医とよく相談しながら妊娠期間をお過ごしいただければと思います。

女性が知っておきたい30のこと

14

不妊症ってなに？

苛原　稔

徳島大学大学院医歯薬学研究部　産科婦人科学分野　教授

6組に1組は不妊症カップル

　男女のカップルが妊娠を希望し、男女ともに妊娠できない原因がなく、定期的に正常な性生活があるにもかかわらず、1年以上経過しても妊娠しない場合を「不妊症」といいます。妊娠できない原因があり治療が必要な場合は、期間とは関係なく不妊症です。妊娠するために治療が必要な場合とは、男女の一方あるいは両方の生殖機能に異常がある場合ですが、身体的・精神的理由の場合もあります。

　不妊症カップルの数は、以前は約10組に1組といわれていましたが、最近の妊娠希望者の高齢化により、**6組に1組**という報告もあり、増加傾向にあります(図1)。

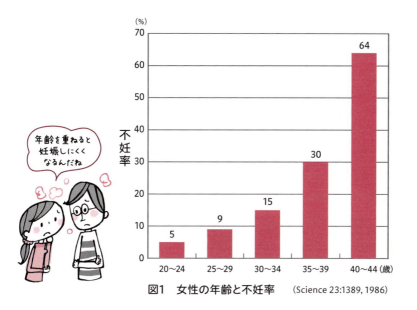

図1　女性の年齢と不妊率　(Science 23:1389, 1986)

不妊症の原因は男女とも存在します

　女性側には、卵管が閉塞したり狭窄したりしている卵管因子（30 〜 35％）、毎月定期的に排卵がない場合や排卵に伴う女性ホルモンが正常に分泌されない排卵因子（25 〜 30％）、子宮の形態異常や筋腫などがある子宮因子（10％）、子宮の入口である頸管に異常がある頸管因子（5％）、などがあります（図2）。

　一方、20 〜 40％は男性側に原因があるとされています。男性因子の大部分を占めるのが、精子の数が少ない乏精子症や、精子の数は十分でも、正常な活動能力が劣る精子無力症という病気です。最近の特徴として、精神的要因からの勃起不全による射精障害も増加傾向が見られます。

　不妊症の原因は男女ともに存在すること、また、一つとは限

図2　不妊症の主な原因

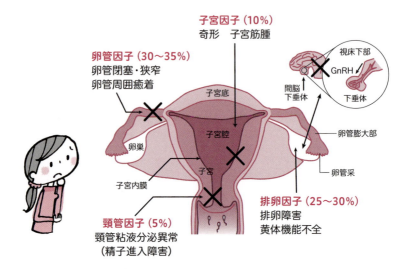

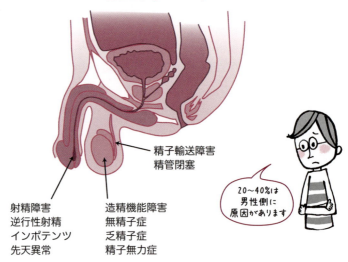

らず重複している場合が多いことを知っておく必要があります。しかし、最も大事で知らせたい原因は、**男女とも高年齢になると機能的に妊娠しにくくなる**という事実です。

不妊症の検査は計画的に

　不妊症の原因は男女ともたくさんありますので、不妊症が危惧される場合は、まず、計画的に**基本検査**（問診、内診・経腟超音波検査、血液検査など）を行い、大まかに原因がないかを調べることが肝要です。基本検査で問題が発見されたらより詳細な検査（子宮卵管造影検査、子宮鏡検査など）を行い、**原因の重症度**を調べることになります。

　なお、10％程度は検査しても原因が見つからない原因不明不妊症です。

不妊症の治療は段階的に行うのが一般的です

　基本検査や詳細検査で原因と重症度がわかれば、それに応じた治療（図3）を開始します。不妊症の治療では適切な治療を段階的に進めるのが一般的であり、通常、一般的な治療を一定期間行い、成功しない場合に生殖補助医療などのステップアップした治療に移ります。もちろん、カップルの年齢や社会的な要因も加味して治療法を選びます。

◆**卵管因子**：通水治療は、腟側から卵管に生理食塩水を注入し、水圧で狭窄（きょうさく）を解消するというものです。軽症な狭窄には効果が

図3 不妊症の原因と標準的な治療法

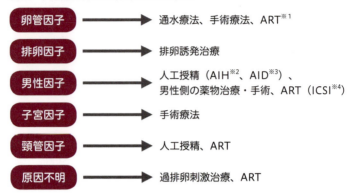

※1：ART: Assisted Reproductive Technology　生殖補助医療
※2：AIH: Artificial Insemination with Husband' semen　夫精子を用いた人工授精
※3：AID: Artificial Insemination with Donor' semen　提供精子を用いた人工授精
※4：ICSI: Intracytoplasmic Sperm Injection　顕微授精

ARTについて（生殖補助医療）
体外受精胚移植法（IVF-ET）：卵巣から卵子を採卵し、精子を入れたシャーレの中で受精させ、ほどよい大きさまで培養した後、子宮に戻す治療
顕微授精法（ICSI）：卵子の細胞質内に精子1匹を直接注入する治療
凍結・融解胚移植法：体外受精や顕微授精でできた胚（受精卵）を凍結保存、子宮内の環境が整った時期を見計らって子宮に戻す治療法

あります。閉塞などの重症の場合には手術療法や体外受精胚移植法が行われます。

◆**排卵因子**：排卵因子の場合は、視床下部・下垂体・卵巣などの女性のホルモン分泌臓器の部位別に、また重症度別に適切な排卵誘発治療を行います。排卵誘発剤には経口薬や注射薬が使用されます。

◆**男性因子**：乏精子症や精子無力症の場合は、夫の精子を使った人工授精法（注入器を用いて腟側から精子を子宮に注入させる治療法）による治療が行われます。また、効果は個人差が大きいですが、精子状態を良くする薬物を内服してもらうことも

あります。また特殊ですが、精巣にある静脈に血液がたまり瘤（こぶ）のようになった状態である精索静脈瘤の場合は、手術療法が効果的といわれています。

◆**生殖補助医療**：生殖補助医療（ART）とは、妊娠希望の男女カップルの性交を経ないで妊娠を図る治療法およびそれに関連する技術で、生殖を強力に補助する方法という意味を持ちます。ARTには、いわゆる体外受精胚移植法、顕微授精法、凍結・融解胚移植法などが中心ですが、夫以外の提供精子を用いた人工授精（いわゆるAID）もARTに含まれます。

ARTは、従来の一般的な治療では困難な症例（強度な卵管閉塞や重症の精子異常など）や、一般的な治療を繰り返しても妊娠しない場合に行われます。日本においては1983年に初めての体外受精胚移植法が成功してから、不妊治療にARTが導入され高い成果を上げていますが、ARTは健康保険が使えませんので高価な治療といえます。しかし、原因によってこれしか方法がないこともあります。

不妊症治療の極意は「早めに検査・治療を開始すること」

不妊症治療の極意をお話ししましょう。それは簡単なことですが、「不妊が心配になったら、早めに検査や治療を受けること」です。原因は男女とも考えられるので、カップルで正しい知識を持ち、若い年齢から検査や治療を受けることが、結局妊娠には早道であるといえます。**若いほど妊娠しやすく簡単な治療で可能**な場合が多く、結果的に経済的でもあります。

女性が知っておきたい30のこと

15

がんになっても子供を産めるの?

鈴木　直

聖マリアンナ医科大学　産婦人科学講座　教授

Chapter 3 ● 妊娠を望むあなたに

「がん・生殖医療」は古くて新しい産婦人科の領域

　古くから、患者さんの**将来の妊娠・出産の可能性を残す**（**妊孕性温存**）取り組みは、多くの産婦人科の医師が取り組んできたごく当たり前の一般的な診療です。子宮と卵巣というヒトとして子孫を残すための機能を有する臓器を対象としている産婦人科の医師は、何よりも患者さんの命を守ることを最優先にしながら、時には将来の妊娠・出産をあきらめざるを得ない状況においては、患者さんの気持ちに寄り添った診療（妊娠・出産をあきらめる）を続けてきました。
　一方、1990年代終わりにベルギーの産婦人科医であるドネー博士が、20歳代の造血器疾患の患者さんの卵巣を、がん治療開始前に一部体外に取り出して凍結・保存する（卵巣組織凍

結保存）初めての試みを行いました[1]。この患者さんは、月経が止まってしまい閉経となる可能性が高い抗がん剤による治療を受ける予定でしたが、がんに対する治療を最優先とする中で将来、自分が子供を持つことができる可能性を残したのでした。この患者さんは、治療から5年が経過し閉経してしまいましたが、5年前に凍結・保存しておいた卵巣組織の一部を体内に戻した結果（移植）、半年後に月経が再開し、最終的に無事赤ちゃんを出産することができました。

2004年のこの報告が[1]、本領域の突破口となり、小児、思春期・若年がん患者さんに対する妊孕性温存の診療は「古くて新しい領域（**がん・生殖医療**）」として、改めて世界中で注目されるようになりました。わずか10数年前の出来事です。

がん治療と原始卵胞の数の減少 〜年齢と卵巣の予備能について

抗がん薬による化学療法（代表的にはアルキル化剤）や放射線療法は、がん細胞のみならず正常細胞にも障害を加え、再生

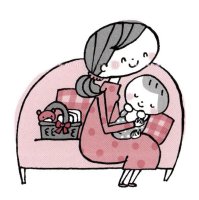

能力の低い卵巣にも不可逆的（元に戻せない）なダメージを与えることが以前よりわかっていました。その結果生じる希発月経、無月経、無排卵症などの早発卵巣不全は「化学誘発性無月経」と呼ばれています[2]。無月経になった患者さんの9割が、治療後2年以内に月経が再開すると考えられていますが、年齢が高い患者さんほど月経不順あるいは閉経となる傾向があります。

　このように、がん治療後の「将来の妊娠・出産の可能性（妊孕性）」は、患者さんの年齢によって明らかに異なります。年齢によって異なる理由は、患者さんそれぞれの**卵巣の予備能**（卵巣の中に残っている原始卵胞の数）が異なることに起因しています（個人差）。原始卵胞の数は、お母さんのおなかの中にいた時に、「一生分の卵（原始卵胞）の数」がすでに決まっていて、加齢と共にその数が減少します（図1）。この世に生まれてから新しく原始卵胞が作られることはなく、31歳を境に不妊が開始すると考えられています。最終的に、がん治療によって原始卵胞数が減少する速度が加速され、卵巣の予備能によっては若くして早期に閉経となってしまう可能性があるのです[3]。

　また、がん治療による直接の悪影響はなくても、長期に及ぶ治療が終わった時に（例えば乳がんに対する5年間のホルモン療法など）、年齢が重ねられることによって原始卵胞の数が減少してしまっている場合もあり得るわけです。
　ここで強調すべきは、月経回復と妊孕能の回復は同義ではないという点です。月経が回復していたとしても、周期的な排卵がなければ妊孕能が回復したとはいえず、がん治療によって原始卵胞数が減少したために、妊娠できる期間が予想以上に短く

図1 年齢と原始卵胞の数

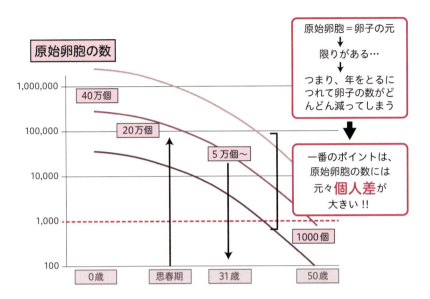

なってしまっている可能性があることを、患者さんもがん治療医も知っておくべきです。

妊孕性温存療法について

女性のがん患者さんのための代表的な妊孕性温存療法には以下の2つの方法があります（図2）。

1. 未受精卵子凍結保存と胚（受精卵）凍結保存
<1> **未受精卵子凍結保存**は、配偶者（パートナー）がいない患者さんがその選択肢となります。採卵した卵子を受精させず

にそのまま凍結保存し、将来がん治療医の許可が出た後に、またその時に結婚していた（パートナーがいる）場合に、凍結しておいた未受精卵子を融解し受精させて胚（受精卵）を作成し、胚移植を行います。米国ではすでに2013年のASCO（米国臨床腫瘍学会）ガイドラインから"確立された方法"という位置づけになった治療法です[4]。

しかしながら、1個のみの未受精卵子で将来、子供を持つことができる可能性は限りなく少なく、最終的に出産に至る率（生産率）は未受精卵子凍結を施行した年齢によって違いがあります[5]。海外の報告では、35歳以下では36歳以上の群と比較して生産率が高く（50% vs 22.9%）、赤ちゃんを1人出産するた

図2　妊孕性温存のための主な治療法

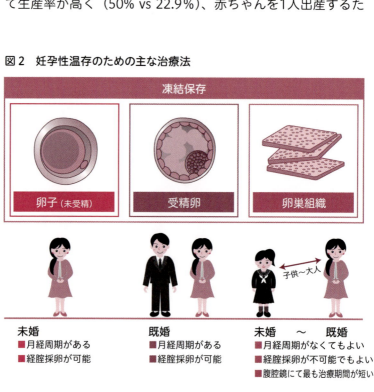

めには少なくとも8〜10個の未受精卵子の凍結保存が必要であるとしています[5]。

　ある程度の卵子を得るためには、通常の体外受精と同様に卵巣刺激（一度にたくさんの卵子を採取するための刺激）が必要となるため、時間がかかります。また、がん治療開始まで時間的猶予がない場合には施行できないケースがあります。なお、がん患者さんにおける未受精卵子凍結による生児獲得の成功率は、非がん患者さんと比較して遜色ないと報告されています[6]。

<2>一方、**胚（受精卵）凍結保存**は生殖補助医療の中で妊娠率や安全性が最も確立された方法であり、配偶者（パートナー）がいる患者さんがその選択肢となります。ただし、凍結保存の後に万が一離婚してしまった場合は破棄しなければなりません。海外の報告では、凍結融解胚移植による成功率は42%（35歳未満）、40%（35〜37歳）、34%（38〜39歳）とされています[7]。

　未受精卵子凍結保存と胚（受精卵）凍結保存の技術の欠点を以下に4つあげます。
①採卵するために経腟的な操作が必要になることから性交渉の経験のない女性（女児を含む）に対して施行することができない点
②初潮開始前の女児はまだ排卵していないため同様に施行することができない点（採卵できないため）
③卵巣刺激の際に使用するホルモン剤がホルモン受容体陽性のがん患者さん（乳がんや子宮体がん）には使えない点[8]
④卵巣刺激ならびに採卵まで2〜5週間の期間を要するために、がん治療を遅延させる可能性がある点
　しかしながら、「ランダムスタート調節卵巣刺激法」という

新たな卵巣刺激法が近年考案されたため、月経周期に関係なく卵巣刺激を開始することができるようになり、がん治療開始まで時間が比較的少ない場合でも採卵にトライすることができるようになりました[9]。

2. 卵巣組織凍結保存

卵巣組織凍結保存は、腹腔鏡手術などで一部あるいは片側卵巣を摘出し、卵巣組織片を凍結保存する方法です[1]。卵巣の摘出は、月経周期にかかわらず施行できる点や、卵巣皮質内に存在する多数の原始卵胞を同時に凍結保存することが可能な点などのメリットがあります。卵巣組織凍結保存は、がんの診断後に可能な限り早急にがん治療を開始しなければならないがん患者さんや、採卵の操作が不可能な思春期前後の小児がん患者さんにとっては唯一の妊孕性温存療法となります。

米国では、卵巣組織凍結保存はまだ確立した技術ではないとされていますが[4]、欧州では確立された一般的な妊孕性温存治療であると認識されていて、本技術によって日本からの3人を含む100人弱の生児が世界中で得られていると報告されています[10]。なお、卵巣の中にがん細胞が存在している可能性のある白血病、卵巣がん、子宮体がんなどは、体内にがん細胞を再度移植してしまう可能性があるため、本技術の対象外であるとされています[11]。

希望を持って、がんと闘えるように

がん治療医は、何よりも原疾患の治療を最優先すべきであり、

その治療が遅れることなく遂行することが大原則であることを、妊孕性温存希望のがん患者さんの気持ちに寄り添いながら、伝えることが重要です。がんと診断された患者さんと家族は、同時にさまざまな問題と対峙することが要求され、短期間にいくつもの選択をしなければならない状況にあります。医療従事者（医師や看護師、薬剤師、心理士など）は、がん治療を目前にして不安の中にいる患者さんの、将来、自分の子供を持つ、もしくは持たないことの意思決定を十分に支援する必要があります。

2012年11月に、日本初となるこの分野に特化した団体である**特定非営利活動法人日本がん・生殖医療研究会**（現・学会）が設立されました。「がん治療医と生殖医療医と患者さんの間に生じている妊孕性温存に関する情報のギャップをなくし、より安全で確実な方法で患者さんが妊孕性温存治療を選択することができる社会づくり」を目指して、また「患者さんが希望を持ってがんと闘うことができる」よう、日本の実情に合わせた取り組みが進みつつあります。

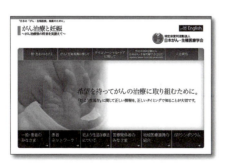

特定非営利活動法人日本がん・生殖医療学会
がん治療と妊娠
〜がん治療後の将来を見据えて〜
http://www.j-sfp.org/

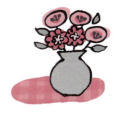

女性が知っておきたい30のこと
16

不育症ってなに？

藤井 知行
東京大学大学院医学系研究科 産婦人科学講座 教授

 不育症とはどんな状態？

　不育症は、流産や死産を繰り返したり、生後間もなく新生児死亡を起こしたりして、妊娠しても赤ちゃんを得られない病態を意味します。

 流産の原因は？

　妊娠した方の約15％が残念ながら流産しますが、流産の原因の大半は、たまたま起こった受精卵の異常と考えられています。

次回妊娠の経過は？

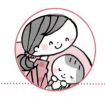

不育症で病院に来られる方のほとんどは、「流産を2回も3回も繰り返したのだから、次も絶対流産」と思っています。しかし、不育症リスク（不育症につながるかもしれない異常）のない方は、年齢が40歳を超えない限り、4回までの流産であれば、次の妊娠の流産率は、30〜40％にとどまります。実際、病院に来られた不育症の方の85％は元気な赤ちゃんを得ています。

不育症のリスクとは？

そうはいっても、流産を繰り返しやすい方がいらっしゃるということも否定できません。現在、一般的に不育症のリスクとして検査されているのは、夫婦の染色体異常（大半は染色体の一部が入れ替わったり融合したりする転座を起こしている状態）、臨床的甲状腺機能低下症（皮膚の乾燥やむくみなど甲状腺ホルモンの不足による症状を伴うことがある）、子宮形態異常（特に子宮の内側に壁がある中隔子宮）、抗リン脂質抗体症候群（血液が固まりやすくなる自己免疫血栓症）、血栓素因などです（図1）。ただし、リスクがあるからといって、必ずしもそれまでの流産や死産の原因であるとは限りません。不育症の方であっても、流産の最大原因は、たまたま起こる受精卵異常であることは変わりません。

不育症の治療

　不育症リスクの検査で異常がみつかると、リスクを減らすことを目的に治療を行います（図1）。しかし、残念なことに、エビデンス（科学的根拠）がしっかりとしている治療は、抗リン脂質抗体症候群に対する抗血栓療法と、臨床的甲状腺機能低下症に対する甲状腺ホルモン補充療法だけです。その他の治療は、有効性が証明されたとする研究、有効性が証明されなかったとする研究の両者が存在しています。

1．夫リンパ球免疫療法
　夫リンパ球免疫療法は、夫の免疫細胞（リンパ球）を母体に移植（注射）して、胎児に対する拒絶反応（流産）を予防しようとする治療法です。不育症に対する夫リンパ球免疫療法は、1985年頃から、わが国を含め、多くの国で、20年以上にわたり実施されてきました。しかし、2003年に、夫リンパ球免疫療法の有効性が大規模臨床試験で否定されてからは、この治療を行っている施設は、非常に少なくなっています。

2．抗リン脂質抗体陽性不育症に対する抗血栓療法
　抗リン脂質抗体症候群に対する抗血栓療法は、エビデンスのしっかりした標準治療の1つとして、現在の不育症治療の柱となっています。ただし、抗リン脂質抗体症候群の診断基準に含まれる抗体は、「抗カルジオリピン抗体IgGとIgM」「β2-グリコプロテインI依存性抗カルジオリピン抗体」「ループス抗凝固

図1 不育症の検査・リスク・治療

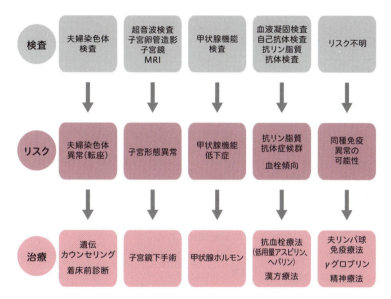

因子」のみです。その他の抗リン脂質抗体は診断基準に含まれていません。中でも、「抗フォスファチジルエタノラミン抗体（PE抗体）」は、多くの施設で検査され、抗血栓療法の治療対象とされています。しかし、PE抗体の不育症病態への関与や、それに対する抗血栓療法の有効性については、意見が分かれており、有効とするもの、無効とするもの、多くの報告がなされています。

3. 着床前診断

夫婦いずれかの染色体転座保因者に対して着床前診断が一部施設で行われています。これは、受精卵が親の染色体異常を引き継いでいないか検査し、引き継いでいない受精卵を子宮に戻

すという治療です。有効な治療として期待されていますが、流産回数を減らす効果はあるものの、最終的な生児獲得率は変わらないとする報告もあります。

4. 精神療法

不育症患者の多くが、うつ状態にあることがわかり、カウンセリングをはじめとする精神療法が不育症にも有効であるとの報告もあります（表1）。しかし、この有効性は、まだ必ずしも証明されていません。

表1　不育症カウンセリングの治療成績

治療法 （年齢、流産回数）	妊娠数	治療成績 （妊娠成功率）	胎児染色体異常を除いた 妊娠成功率
カウンセリング （35.4±4.1歳、2.5±0.8回）	95	68/95 (71.6%)	68/83 (81.9%)
不育症リスク　有	26	14/26 (53.8%)	14/21 (66.7%)
不育症リスク　無	69	54/69 (78.3%)	54/62 (87.1%)
無治療 （33.6歳±5.1歳、2.5±1.2回）	105	44/105 (41.9%)	44/91 (48.4%)
不育症リスク　有	51	13/51 (25.5%)	13/42 (31.0%)
不育症リスク　無	54	31/54 (57.4%)	31/49 (63.3%)

厚生労働省班研究　　　　　　　　　　　　＊$P<0.05$

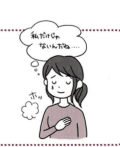

☆実は妊娠した方の15%が残念ながら流産します。
☆不育症で病院に来た方の85%は元気な赤ちゃんを得ています。
☆カウンセリングが不育症に有効であるかもしれません。

不育症治療の混乱をこえて

　このように、わが国では、多くの不育症治療法が行われてきましたが、確立した標準治療といえるものは少なく、一方、エビデンスのない治療を行うことの是非については、多くの議論があります。それは、不育症患者の多くは、自己を責め、悲しみにくれていて、医師は何とかして救ってあげたいと強く思うからです。

　不育症に精神療法が有効であるとする報告があること、また、医療とは病気を治すだけでは不十分で、患者の心も救わなければならないものだと考えられること、有効性のエビデンスがないということは必ずしも無効であるということを意味しないことなどから、患者に有害でなく、法律に違反せず、不育症に有効だとする一定レベル以上の報告がある治療法を、患者の同意のもとに実施することは、医師の裁量として認められるという考えもあります。

　不育症治療は、進歩しましたが、同時に混乱している状況にあり、そのような中では、担当医師と納得のいくまで話し合い、治療の選択をすることが大切です。

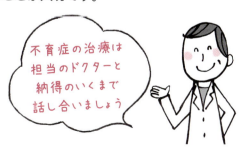

不育症の治療は担当のドクターと納得のいくまで話し合いましょう

＊ 女性を悩ますマイナートラブル対処法 ＊

●月経前症候群（PMS）

　下腹部痛や頭痛、イライラ、乳房の張りなど、月経前（プロゲステロン分泌量が多い時期）に何らかの不調を感じる女性は7〜8割にのぼるといわれます。そうした症状が日常生活に支障をきたすほどつらい場合を「月経前症候群（PMS）」と呼びます。原因ははっきりわかっていませんが、一説には、脳内の神経細胞がプロゲステロンに対して過剰に反応してしまい、「セロトニン」（幸せホルモンとも呼ばれ、不足すると抑うつやイライラが起こる）の分泌を低下させるために起こると考えられています。産婦人科ではまず、いつ、どんな症状が起きたか記録してもらい（病気の理解）、規則正しい食事・睡眠などの「生活指導」を行います。LEP（低用量エストロゲン・プロゲスチン配合薬）・漢方薬・抗うつ薬などによる「薬物治療」も有効です。つらい不調は我慢せず、気軽に産婦人科を受診してください。

●貧血

　動悸、息切れ、頭痛、めまい、倦怠感など、さまざまな症状があらわれる「貧血」。主な原因は鉄分の不足ですが、女性の場合は「毎月の月経（鉄分の消失）」「ダイエット（鉄分の摂取不足）」「妊娠・授乳（鉄分の必要量増加）」など、不足しやすい条件がそろっています。その他、子宮筋腫や子宮腺筋症のために月経過多になり、貧血を起こしているケースも少なくありません。自覚症状があったり、健診で貧血を指摘されたりした場合は、産婦人科の受診をおすすめします。貧血予防のためには、鉄分を多く含むレバーや肉・魚、ほうれん草、小松菜や、鉄分の吸収を助けるビタミンCを含む果物、野菜などをバランスよく取ることが肝心です。

●冷え症

　女性の約7割が悩んでいるといわれる「冷え症」。頭痛、腹痛、肩こり、便秘などを伴うことも多く、疲れやイライラの陰に冷えがあることも。女性に起こりやすいのは、熱を生み出す筋肉の量が男性に比べて少ないこと、月経期の低体温、月経前のプロゲステロン分泌による「むくみ」（＝水分量の増加）などが原因です。冷えは"万病のもと"といわれるとおり、免疫力の低下を招いて感染症にかかりやすくなったり、月経困難症や不妊、早産などのリスクを高めたりします。冷え症を改善するには、生姜やニンニクなど体を温める食材を多く取り、血行を良くするウオーキングなどの運動を習慣にしましょう。入浴で末梢血管を広げることもおすすめです。改善しないときは産婦人科を受診してみてください。

Chapter 4

更年期をむかえるあなたに

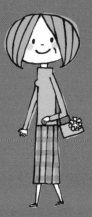

女性が知っておきたい30のこと

17

更年期の基礎知識

水沼 英樹
福島県立医科大学 ふくしま子ども・女性医療支援センター長
弘前大学名誉教授

閉経を挟む前後10年間を更年期と呼びます

　女性のライフステージは卵巣の機能状態により幼児期、思春期、性成熟期、更年期、老年期と区分されます。更年期は卵巣機能が衰え、月経周期が不規則になり、やがて閉経を迎えます。閉経となっても、卵巣からは少量のエストロゲンの分泌がみられますが、やがてそれもなくなり卵巣は完全に機能を停止した状態となり、女性は老年期を迎えます。

　このように更年期は性成熟期と老年期を繋ぐ期間で、卵巣機能が次第に失われる時期に相当しますが、医学的には**閉経の前後5年間、計10年間**を更年期と呼んでいます。我が国の女性の閉経年齢は中央値が50.54歳で正常範囲は45〜56歳であっ

たという日本産科婦人科学会の用語委員会の調査結果に基づき、我が国では概ね45歳から55歳までが更年期に相当すると考えられています。しかし、もとより閉経年齢には個人差があるために、更年期の時期にも個人差があり、上記の年齢はあくまでも一つの目安にすぎません。

 更年期であることをどう診断するの？

　45歳以降で閉経を迎えた女性であるならば、それからの5年間は更年期にあると断言できます。しかし閉経前の女性では、たとえ年齢が45歳であったとしても、閉経の到来年齢を予測することは困難です。そのため、更年期であるか否かの判断は容易ではありません。ただし、閉経が近づいている女性では数年前から経血量や月経周期に変化が起こるといわれていますので、これらの徴候を持つ女性では更年期である可能性が高いと判断できます。

　また、更年期には卵巣機能の低下に伴い血中エストロゲンが低下し、脳がエストロゲン不足と判断して分泌の指令を出すため、逆に下垂体ホルモン（FSH：卵胞刺激ホルモン、LH：黄体化ホルモン）値の上昇が起こります。しかし、これらのホルモン値は正常でも変動を伴っていますので、ホルモン測定は更年期診断の補助手段としては有用ですが、確定診断を行うには限界があります。ただし、ホルモン測定は子宮を摘出した女性における閉経の診断法としては有用性が認められています。

更年期症状と更年期障害について

　更年期には更年期症状と呼ばれる身体症状が出現します。産婦人科では、これらの症状のうち**日常生活に支障をきたすもの**を**更年期障害**と呼び、治療の対象としています。日本女性の更年期症状として訴えが多いのは、肩こり、疲れやすい、頭痛、のぼせ（顔面紅潮）、腰痛、発汗、不眠、イライラ、皮膚掻痒感、動悸などです（図1）。これらの症状のうち、エストロゲンの低下に起因する症状は、「血管運動神経症状」であるのぼせ、発汗、冷えなどです。

　一方、更年期女性では家庭や職場における環境の変化などのストレスが重なって、イライラ、うつ、気分の落ち込みなどの「精神神経症状」が出現することも少なくありません。さらには、おそらく加齢現象の一つとして、腰痛、筋肉痛、関節痛などの「骨格筋症状」もみられます。

　このように更年期には多彩な要因により多彩な症状が出現するのが特徴ですが、これを更年期症状として判断するためには、その症状の出現に器質的疾患（病気）のないことを明らかにしていくことが最も重要です。特に甲状腺機能障害は更年期障害にみられる症状と重なりますので、その鑑別が必要です。また、治療が必要かどうかの判断は日常生活に支障をきたすかどうかが一つの目安となります。

図1 本邦女性における代表的な更年期症状

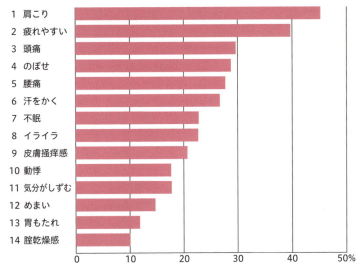

日本女性医学学会編『女性医学ガイドブック更年期医療編 2014年度版』（金原出版）より作成

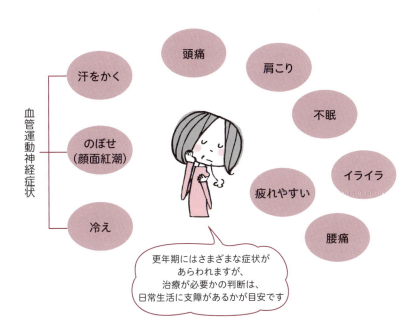

17 更年期の基礎知識

図2　エストロゲン値の低下に伴ってあらわれやすい症状

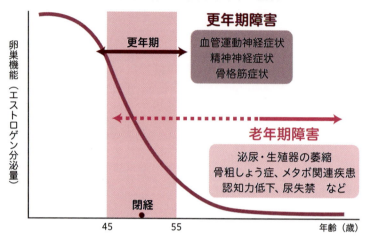

 更年期は老年期障害の発症時期でもあります

　エストロゲンは、全身の細胞や臓器の機能維持にも深く関わっています。このため、更年期以降に見られる**エストロゲン値の低下**は、更年期障害と呼ばれる身体症状の発症に関与するだけでなく、**骨粗しょう症、脂質異常症、動脈硬化症、認知症**などの疾患の発症にも関係してきます（図2）。

　これらは老年期障害と呼ばれますが、更年期障害は一過性の症状であるのに対し、老年期障害は不可逆的（元に戻らない）であり、いったん発症した場合には高齢女性のQOLを著しく損なうという大きな問題があります。高齢社会を迎えた我が国において高齢女性の健康管理は喫緊の課題であり、老年期を健やかに過ごし健康寿命を伸ばすためには更年期の時からの健康管理が極めて重要となります。

●QOL……quality of life

更年期からの健康管理で健やかなシニアライフを

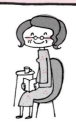

1. 月経周期が乱れてきたら、一度、産婦人科を受診しましょう

月経周期の乱れは、卵巣機能の衰えを知らせるサイン。いつもより短くなったり、逆に間が空いてしまったりと乱れてきたら、更年期の始まりかもしれません。とはいえ、「自然なことだから大丈夫」との自己判断は禁物。子宮頸がん、子宮体がんなどの症状である「不正出血」との区別は、とても難しいからです。月経の変化を感じたときは、一度、産婦人科を受診してみてください。

2. 尿もれに悩んでいませんか？

尿もれは40歳以上の女性の2人に1人が経験している症状。おなかに力が入ったときにもれる「腹圧性尿失禁」と、突然の強い尿意や頻尿を伴う「切迫性尿失禁」の2タイプがあります。尿もれが女性に多いのは、尿道が男性よりも短く、妊娠・出産や加齢などの影響でゆるむため。尿道を支える筋肉を鍛える「骨盤底筋体操」は、効果が期待できます。切迫性尿失禁には薬物療法も有効です。一人で悩まず、気軽に産婦人科で相談しましょう。

3. 骨の健康を保ちましょう

骨がもろく折れやすくなる骨粗しょう症は、患者の約8割を女性が占めています。女性の骨量（骨に含まれるカルシウムの量）は、閉経後の10年間でピーク時の15％も減少、その主な原因はエストロゲン値の低下です。HRT（ホルモン補充療法）は有効な予防法ですが、食事や運動で骨を丈夫にする努力も大切です。カルシウムを豊富に含む乳製品や豆類、カルシウムの吸収を助けるビタミンDを含む魚やきのこ類を積極的に取るようにしましょう。ウオーキングなど骨に負荷をかける運動も必須です。

4. ストレスを上手に解消しましょう

女性の更年期は、子供の巣立ちや親の介護など、生活にも大きな変化が訪れる時期。エストロゲンの減少による身体症状に加え、心因などによる精神症状である不安、不眠、イライラなどに日々のストレスが重なると、症状がさらにつらくなる悪循環に陥ります。ストレスをゼロにするのは難しいですが、趣味を持ったり、スポーツを始めたりして少しでも軽減することが、更年期症状を和らげることにつながります。精神症状には漢方薬も有効です。

Chapter 4 ● 更年期をむかえるあなたに

女性が知っておきたい30のこと
18

ホルモン補充療法（HRT）ってなに？

樋口　毅

弘前大学大学院保健学研究科看護学領域　教授

ホルモン補充療法とは

　ホルモン補充療法（Hormone replacement therapy、以下HRTといいます）とは、医学的には「エストロゲン欠乏に伴う諸症状や疾患の予防ないし治療目的に考案された療法で、エストロゲン製剤を投与する治療の総称である」と定義されています。エストロゲン（卵胞ホルモン）とは、女性ホルモンの代表的物質で、月経が始まる（初経）年齢から完全に終わってしまう（閉経）頃まで、女性の身体の中で主に卵巣から規則正しく作られています。更年期以降のように卵巣が正常にエストロゲンを作れなくなった女性にはさまざまな症状や病気がおこりやすくなり、これらに対する予防や治療の目的でHRTは行われます。**足りなくなったものを補う**、という非常にわかりやすく、

かつ理に適った方法といえます。

HRTのこれまで、これから

　HRTは、19世紀末、パリの神経生理学者が、動物の卵巣エキスを女性に注射したところ、女性らしさが増した、という現象を記載したのが始まりだといわれています。米国で1940年代にHRTの製剤として登場し、その後多くの研究結果から、さまざまな病気への予防もしくは治療効果が報告されてきました。特に心筋梗塞の予防法として、一時期は、全ての閉経後女性にHRTをするべきだとまでいわれていました。更年期障害の治療薬としてだけでなく、万能薬である可能性も考えられていたHRTですが、それを検証するために大規模な研究が1990年代に米国で始まりました。この研究は2002年に「乳がんが増える」「心筋梗塞は予防できない」という結果のもと、途中で打ち切りになります。HRTの良い部分も再確認され、研究からの本当のメッセージは「HRTは全女性に対しての万能薬ではないが、女性のさまざまな状態を理解して使う場合には、これまで通り良い効果が期待できる」というものでした。が、マスメディアでは悪い面がかなり強調され、これを機に、HRTは危険で、可能な限り避け、もしも行うのであれば最低限の量を短期間の使用にとどめるべきというのが世界的な認識となってしまいました。

　しかし、HRTの有効性が確実にあることは患者さんも私たちも感じており、その後の研究や過去の研究の再評価をすることでさまざまなことがわかってきました。それによりHRTの

悪かった評価は徐々に回復し、行うときには、**女性の年齢や閉経後年数、健康状態を評価し、適した投与方法を選択する**ことで、乳がんや動脈硬化などの有害な病気のリスクを抑え、より安全にHRTを行うことが可能である、といわれるようになってきました。

特に最近では、HRTにより「期待できる効果」と「おきて欲しくない病気の危険性」の自分におけるバランスをよく理解した上であれば、慢性的な病気の予防や生活の質を高めたりするという目的での**長期的な使用や高齢での使用も可能**という認識になってきています。さらに、卵巣を摘出することが必要な子宮体がんや卵巣がんの手術後も積極的にHRTが行われ始めています。

HRTの効果とは

エストロゲンが低下したり、なくなったりすると女性の身体は変化します。さまざまな症状や病気にかかりやすくなるので

表1　更年期女性におけるHRTの有用性

有用性が極めて高い	有用性が高い	有用性がある
・血管運動神経症状（ほてり、発汗異常）	・萎縮性腟炎・性交痛	・アルツハイマー病の予防
・更年期のうつ症状	・脂質異常症	・動脈硬化症の予防
・骨粗しょう症	・皮膚萎縮	・口腔の不快症状

日本産科婦人科学会・日本女性医学学会編『ホルモン補充療法ガイドライン2017年度版』をもとに作成

すが、代表的なものに閉経の前後からおきる**更年期障害**、また、長期的なエストロゲン欠乏状態の持続や加齢の影響の中で進んでゆくものに**骨粗しょう症**、**脂質異常症**などがあります。これらの症状や病気に対する治療や予防にHRTは良い効果をもたらすことがわかっていますが、他にもHRTの有用性が認められている状態を含めて表1にまとめました。

HRTを始めるときに注意したいこと

　HRTにはさまざまな良い効果が期待でき、エストロゲン欠乏症状がない場合にも病気の予防や生活の質向上の目的で行うことができるのですが、図1のようなロードマップに従い担当医師との間でHRTをするかどうかを検討します。不用意な有害事象（おきて欲しくない病気などにかかること）をできるだけ避け、効率的にHRTを行うためです。さまざまな要因や状況からHRTを避けるべき女性（禁忌）、慎重に行うことを検討すべき女性（慎重投与）を掲げました（表2）。自分が該当するかどうか不明なときは担当医師に相談してください。なお、子宮を有する女性では、エストロゲンの子宮内膜刺激による子宮体がん発症を抑える目的で**プロゲスチン**という**他の種類の女性ホルモンを併用**することがすすめられています。

HRTを行っているときに注意したいこと

　HRT中は、HRTで使っている薬による、または加齢による

図1 HRT開始までのロードマップ

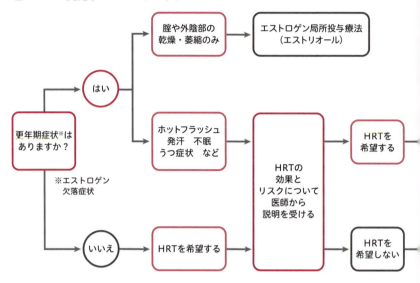

表2 HRTに際して注意が必要な人

HRTを受けられない人（禁忌）

重い肝臓病
乳がん
（または乳がんを経験している）
子宮体がん
原因不明の不正性器出血
妊娠の疑い
心筋梗塞を経験している
血栓症やそれに関連した病気やその経験
脳卒中を経験している

　　　　　　　　　　　　　　　　など

身体の変化があります。日々の健康管理を心がけ、年に1〜2回は医療機関で血液検査（肝臓機能や脂質など）を行い、年に1度は子宮頸がん、子宮体がん、乳がんの検診や卵巣の評価をされることをすすめます。

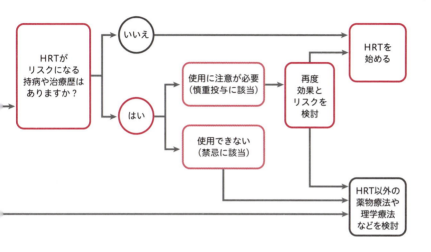

HRTを受ける際に慎重な検討が必要な人（慎重投与）

子宮体がんを経験している
卵巣がんを経験している
肥満
60歳以上または閉経後10年以上過ぎて初めて行うこと
血栓症のリスクがある
狭心症やそれに関連した病気やその経験
慢性肝疾患
胆嚢炎、胆石症を経験している
重い高トリグリセリド血症
重い糖尿病や高血圧
子宮筋腫、子宮内膜症、子宮腺筋症を経験している
片頭痛、てんかん、一部の自己免疫疾患

など

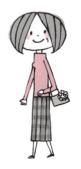

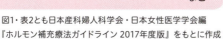

図1・表2とも日本産科婦人科学会・日本女性医学学会編
『ホルモン補充療法ガイドライン 2017年度版』をもとに作成

女性が知っておきたい30のこと

19

HRTには どんな薬があるの？

安井 敏之
徳島大学大学院医歯薬学研究部 生殖・更年期医療学分野 教授

 ホルモン補充療法に用いる薬剤と効果

　月経がみられる女性の体には、エストロゲンと黄体ホルモンという2種類の女性ホルモンが働いています。更年期になるとこの2つのホルモンはいずれも減少しますが、更年期障害や骨量の減少はエストロゲンの減少によってみられます。更年期障害や骨粗しょう症を治療するにはエストロゲンを補充すればいいのですが、子宮が存在する女性にエストロゲンだけを使用すると子宮内膜が増殖し、子宮内膜がんを引き起こす恐れがあります。子宮筋腫などの治療のために子宮を摘出された女性はエストロゲンだけの使用でいいのですが、子宮が存在する女性はエストロゲンと黄体ホルモンを一緒に用いなくてはいけません。
　それでは、エストロゲンや黄体ホルモンには薬としてどのよ

表1 エストロゲン製剤および
　　エストロゲン・黄体ホルモン配合剤の種類と特徴

エストロゲンの種類	投与経路	用量	備考
結合型エストロゲン	経口（飲み薬）	0.625mg/錠	
エストラジオール	経口（飲み薬）	0.5mg/錠	
		1.0mg/錠	黄体ホルモン配合
	経皮パッチ（貼り薬）	放出量約50μg	
		放出量約50μg	黄体ホルモン配合
	経皮ゲル（塗り薬）	0.54mg/プッシュ	
		1.0mg	
エストリオール	経口（飲み薬）・経腟（腟内に入れる）	0.1mg, 0.5mg, 1.0mg	

うな種類があるのでしょうか？
エストロゲン製剤、黄体ホルモン製剤とともに**エストロゲン・黄体ホルモンが一緒に配合された薬**もあります。

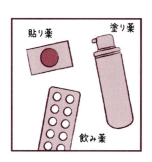

 ## エストロゲン製剤の種類と特徴

　表1のように、エストロゲン製剤には、**飲む薬（経口剤）**、**皮膚から吸収させる薬（経皮剤）**、腟から投与する薬（経腟剤）

があります。エストロゲンにはいろいろな種類がありますが、主役はエストラジオールです。経口剤にはエストラジオール以外に、結合型エストロゲンやエストリオールがあります。経皮剤にはエストラジオールが含まれた貼る（パッチ）製剤と塗る（ゲル）製剤があります。また、経腟剤にはエストリオール製剤があります。

経口製剤 　エストラジオール製剤は、更年期障害、骨粗しょう症、腟萎縮症状に効果を発揮します。結合型エストロゲン製剤は昔からよく使われている薬ですが、妊馬尿より抽出、精製して得られ、エストラジオール以外の成分も含まれています。更年期障害や萎縮性腟炎に効果をもっています。エストラジオール製剤と結合型エストロゲン製剤の間で治療効果に差はありません。一方、エストリオール製剤は生物活性が比較的弱く、萎縮性腟炎や骨粗しょう症などの治療目的で用います。

経皮製剤 　パッチ製剤は更年期障害や骨粗しょう症に効果があり、ゲル製剤は更年期障害に効果があります。

経腟製剤 　腟から入れる薬としてエストリオール製剤がありますが、生殖器の萎縮症状に効果があります。

エストロゲンは投与経路や用量によって差はあるの？

投与経路による差 　経口と経皮で治療効果に差はありません。経口製剤は内服し消化管から吸収されると、肝臓に運ばれて代謝を受けたのちに全身に運ばれます。一方、経皮製剤は皮膚から直接吸収され血管に入りますので肝臓での代謝を受けません。そのため、経皮投与は中性脂肪の増加や血管の炎症への影響が

少なく、静脈血栓塞栓症のリスクを有意に高めないことがわかっています。

用量による差　体の中では、すべて同じエストロゲン濃度で効果を発揮するわけではなく、骨密度を増やすには少ない用量で効果がありますが、コレステロールを下げるにはある程度の用量が必要です。「経口エストラジオール製剤 0.5mg」1錠は少ない用量ですが、ほてりを改善します。結合型エストロゲンの半錠は、ほてりの改善や骨密度増加に効果がみられますが、日本では発売されていません。日本で使用されているパッチ製剤は通常量に相当しますが、海外では半分の量でも更年期障害の改善や骨密度増加効果がみられ、副作用の頻度が少ないことが報告されています。低用量ゲル製剤は、1プッシュして用いることで、更年期障害に効果がみられます。

黄体ホルモン製剤の種類と特徴

　子宮を有する女性では子宮内膜増殖症や子宮内膜がんの発生を防ぐために黄体ホルモン製剤の併用が必要です。黄体ホルモンには、天然型といわれる黄体ホルモンと、合成された黄体ホルモンがあります。合成型にはメドロキシプロゲステロン酢酸エステル、酢酸ノルエチステロン、レボノルゲストレルなどがあり、子宮内膜増殖を抑制する作用や脂質・糖代謝に対する作用が少しずつ異なります。天然型の黄体ホルモンが望ましいとされていますが、日本ではまだ発売されていないため、構造式や作用が天然型に近いジドロゲステロンが最近用いられています（表2）。

表2 黄体ホルモン製剤とエストロゲン・黄体ホルモン配合剤の種類

	黄体ホルモンの種類	投与経路	用量
黄体ホルモン製剤	メドロキシプロゲステロン酢酸エステル	経口（飲み薬）	2.5mg
			5.0mg
	ジドロゲステロン	経口（飲み薬）	5mg
	レボノルゲストレル	子宮内システム（子宮内に入れる器具※）	52mg
エストロゲン・黄体ホルモン配合剤	レボノルゲストレル	経口（飲み薬）	0.04mg
	酢酸ノルエチステロン	経皮（貼り薬）	放出量140μg 含有量2.70mg

（※薬がゆっくり溶け出していきます）

エストロゲンと黄体ホルモンが一緒に含まれている薬剤の種類と特徴

　エストロゲンと黄体ホルモンを別々に用いなくても、錠剤やパッチ製剤には、エストロゲンと黄体ホルモンが一緒に含まれている製剤があります。飲み忘れや貼り忘れがなく便利です。両者ともに含まれているエストロゲンはエストラジオールですが、黄体ホルモンの種類は異なっています。

ホルモンをよく知って上手に使おう

　ホルモン補充療法は、年齢や閉経後からの期間、合併症があるかどうかを考え、明確な目的を持って行いましょう。どの薬を選択したらいいのか迷われると思いますが、投与経路や投与量など担当の先生とよく相談し、自分にあった方法を選びましょう。他の人がよかったからといって自分にもいい方法だとは限りません。安心してホルモン補充療法を行うためには、それぞれの薬剤の特徴を勉強しておくことが必要です。ホルモン製剤を上手に使って、将来の健康管理に役立てましょう。

 ホルモン補充療法は 自分にあったオーダーメイドで

- ♥年齢、閉経からの期間、合併症があるかなどを考慮
- ♥それぞれの薬剤の特徴を勉強しよう
- ♥明確な目的を持って行うこと
- ♥投与経路や量は担当のドクターとよく相談を

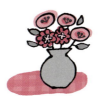

女性が知っておきたい30のこと

20

HRTを始める タイミングは？

倉林 工
新潟市民病院 産科部長／患者総合支援センター長（スワンプラザ）

HRTの2つの目的

　HRT（ホルモン補充療法）の目的には、大きく分けて**治療目的**と**予防目的**があります。

　更年期や両側卵巣摘出後の体内のエストロゲンの低下や消失に伴う症状を、**エストロゲン欠落症状**といいます。ほてり、発汗などの血管運動神経症状や、それより遅れて発症する腟の乾燥感、性交痛などの腟萎縮症状が典型的です。エストロゲン欠落症状にHRTが有用であることはよく知られており、HRTには更年期女性におけるさまざまな症状への有用性が証明されています。

　「治療目的」とは、これらのエストロゲン欠落症状が出現し、日常生活に支障をきたすような、いわゆる更年期障害が発症し

たら、その治療のためにHRTを開始することをいいます。その際には、症状の変化に合わせて、エストロゲンの量や治療期間が決まります。

一方、「予防目的」とは、骨粗しょう症や腟萎縮症状などの予防のために、エストロゲン欠落症状がなくてもヘルスケアやアンチエイジングを目的としてHRTを行います。骨粗しょう症の患者さんに対する治療薬はたくさんありますが、健康な女性に対しても骨粗しょう症予防効果を認める報告が最も多数あるのがHRTです。実は、萎縮性腟炎による黄色や褐色の帯下（おりもの）があったり、性交痛のためにSEXが遠のいている閉経後女性も少なくありません。そのような症状を予防するために更年期になり始めたらHRTを開始することもあります。

HRTを始める前の注意点

このように、HRTを行う目的を正確に認識することが重要であり、さらに開始前にリスクとベネフィット（利益）について医療スタッフから説明を受け、患者さんが同意する必要があります。冠動脈疾患や脳卒中を増加させないために**閉経後できる限り早期に開始する**ことや、5年以上の長期間のHRTでは若干、乳がんリスクが増加する可能性があるため、乳がん検診など有害事象に対する配慮が大切になります。一度開始したHRTについて、その使用に関して一律の期限をつける理由はありません。ただしHRTの継続については、HRTの目的と個々の女性のリスク評価を基に、患者さんと専門医の間で少なくとも1年に1度、検討することが重要です。

女性ホルモン配合薬の特徴を知ろう

　最近は、20〜30歳代の若い時から、避妊が主目的でなくても月経不順、月経困難症や過多月経の治療目的にOC・LEP製剤（低用量経口避妊薬、低用量エストロゲン・プロゲスチン配合薬）を使用する女性が増えています。確実な排卵抑制と月経の周期性を目的とするOC・LEPに用いられるエストロゲンは合成のエチニルエストラジオールが使われており、一方、更年期障害の改善と生涯のQOL向上を目的とするHRTに用いられるエストロゲンには天然型のエストロゲンである結合型エストロゲンやエストラジオールが使われます（表1）。

　合成エチニルエストラジオールは、天然型の結合型エストロゲンやエストラジオールに比べ、エストロゲンとしての活性が約4〜8倍高くなります。また、OC・LEPに用いられるプロゲスチン（黄体ホルモン）には男性ホルモン作用があります。加齢とともに心血管系疾患や深部静脈血栓症が増加することから、OC・LEP製剤を40歳代女性に用いる際には慎重投与、50歳以上あるいは閉経後女性には禁忌となっています。すなわち、これまでOC・LEPを愛用してきた女性が、更年期に入り閉経する前にはHRTに移行する場合も少なくありません。

　ただし40歳代でも排卵し妊娠する可能性があり、HRTでは避妊効果が期待できないため、プロゲスチン含有の子宮内リング（レボノルゲストレル放出子宮内システム）を使用する方法もあります（ただし、保険適応は過多月経と月経困難症です）。

表1 低用量経口避妊薬（OC）& 低用量エストロゲン・プロゲスチン配合薬（LEP）と HRT（ホルモン補充療法）の違い

いわゆるピル

	OC・LEP	HRT
目的	確実な排卵抑制と月経の周期性	更年期障害の改善と生涯のQOL向上
対象	生殖年齢女性	更年期女性、卵巣機能不全女性
エストロゲン	合成（エチニルエストラジオール）	天然型（結合型エストロゲン、エストラジオール）
エストロゲン活性	4～8倍	1
プロゲスチン（黄体ホルモン）	エストラン系、ゴナン系（排卵抑制作用強い、男性ホルモン作用＋）	プレグナン系（排卵抑制作用弱い、男性ホルモン作用－）

エストロゲン活性：
エチニルエストラジオール5μg = 結合型エストロゲン 0.625mg

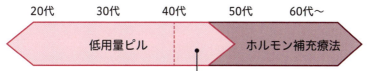

OC・LEPは40代女性には慎重投与、50歳以上あるいは閉経後女性には勧められない

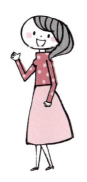
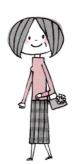

産婦人科医を生涯のかかりつけ医に

　更年期障害の治療には、HRT以外にも、漢方や自律神経調整剤、向精神薬などさまざまな方法があります。しかし、血管運動神経症状や腟萎縮症状にはHRTが第一選択薬であり、これのみで症状が十分改善することが期待されます。また、若い時は避妊効果もあるOC・LEPの使用、更年期になってきたらHRTへと移行することも可能です。すなわち、ホルモン治療の専門家である産婦人科医をかかりつけ医として持つことが、これからの女性の生涯のヘルスケアを考える上でも非常に重要な時代になってきました。

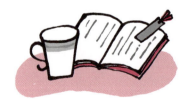

◆◆ 知っておきたい！用語集 ◆◆

●ホルモン

エストロゲン（卵胞ホルモン）：estrogen　※卵胞ホルモンの総称

エストラジオール：estradiol　※最も活性の強い卵胞ホルモン

プロゲストーゲン（黄体ホルモン）：progestogen　※黄体ホルモンの総称

プロゲステロン：progesterone　※体内で作られる黄体ホルモン

性腺刺激ホルモン放出ホルモン（ゴナドトロピン放出ホルモン）　GnRH（ジーエヌアールエイチ）：gonadotropin releasing hormone

性腺刺激ホルモン（ゴナドトロピン）　Gn：gonadotropin

卵胞刺激ホルモン　FSH（エフエスエイチ）：follicle stimulating hormone

黄体化ホルモン　LH（エルエイチ）：luteinizing hormone

成長ホルモン　GH（ジーエイチ）：growth hormone

プロラクチン　PRL（ピーアールエル）：prolactin

ヒト絨毛性ゴナドトロピン　hCG（エイチシージー）：human chorionic gonadotropin

●避妊薬・避妊法

経口避妊薬　OC（オーシー）：oral contraceptives

緊急避妊薬　EC（イーシー）：emergency contraception

子宮内避妊用具　IUD（アイユーディー）：intrauterine device

子宮内避妊システム　IUS（アイユーエス）：intrauterine contraceptive system

●治療薬・治療法

低用量エストロゲン・プロゲスチン配合薬　LEP（レップ）：low dose estrogen progestin

選択的エストロゲン受容体モジュレーター　SERM（サーム）：selective estrogen receptor modulator

選択的プロゲステロン受容体モジュレーター　SPRM（エスピーアールエム）：selective progesterone receptor modulator

ゴナドトロピン放出ホルモンアゴニスト　GnRHa（ジーエヌアールエイチアゴニスト）：gonadotropin releasing hormone agonist

非ステロイド性抗炎症薬　NSAIDs（エヌセイズ）：nonsteroidal anti-inflammatory drugs

ホルモン補充療法　HRT（エイチアールティー）：hormone replacement therapy

生殖補助医療　ART（アート）：assisted reproductive technology

●病気・感染

月経前症候群　PMS（ピーエムエス）：premenstrual syndrome

多嚢胞性卵巣症候群　PCOS（ピーシーオーエス）：polycystic ovary syndrome

遺伝性乳がん卵巣がん症候群　HBOC（エイチビーオーシー）：hereditary breast and ovarian cancer

ヒトパピローマウイルス　HPV（エイチピーブイ）：human papillomavirus

●健康指標

体格指数　BMI（ビーエムアイ）：body mass index

Chapter 4 ● 更年期をむかえるあなたに

女性が知っておきたい30のこと

21

動脈硬化症に性差ってあるの？

寺本　民生

寺本内科・歯科クリニック　内科院長

女性の更年期と動脈硬化症

　動脈硬化症には明確な性差・年齢差があることは、よく知られています。したがって、治療手順も年齢や性別で違います。**女性は更年期をむかえると、高コレステロール血症や高血圧、糖尿病などを発症しやすくなる**ことを、まず念頭においてください。もちろん個人によって、そのあらわれ方には違いがありますので、その状態に合わせて対応の仕方を考えていくこともあります。その場合、ご自身の両親がどうであったか（**家族歴**といいます）がカギになります。高血圧や糖尿病の体質は、親から受け継ぐことが多いのです。
　図1は、我が国における男女の心臓病の発症率を示しています。若年では、女性は男性の1/10と頻度は極めて低いのですが、

21 動脈硬化症に性差ってあるの？

図1 男女別 心臓病の発症頻度の違い

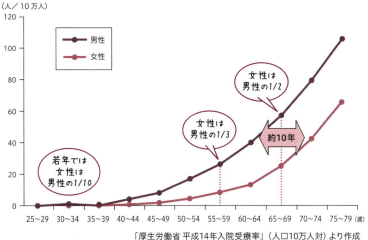

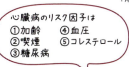

心臓病のリスク因子は
① 加齢 ④ 血圧
② 喫煙 ⑤ コレステロール
③ 糖尿病

図2 女性：10年間に冠動脈疾患により死亡する確率

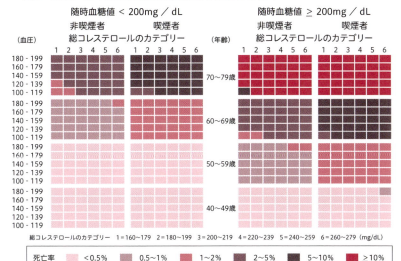

(Circ J 2006;70:1249-55)

図3 平均寿命と健康寿命の差（＝不健康な期間）

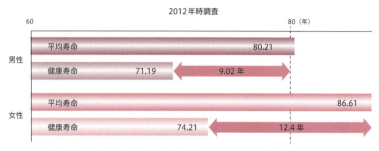

健康寿命：健康上の問題で日常生活が制限されることなく生活できる期間
2000年 WHO（世界保健機関）が提唱

更年期から徐々に上昇し、50代後半では1/3、60代後半では1/2と性別による違いは小さくなってきます。特に糖尿病などの合併症があると、その頻度が急激に上昇することは十分認識しておく必要があるのです。図2は糖尿病が疑われる人と、そうでない人で、どれくらい心臓病で亡くなる人がいるかという頻度を示したものです。ここでは、このようなことを念頭において、更年期女性について、動脈硬化に関連が深い高コレステロール血症を中心に述べていきます。

 ## 動脈硬化症の危険因子

　我が国の女性は世界で最も寿命が長いことがわかっていますが、図3に示すように、不健康な期間（何らかの障害を持っている期間）も極めて長いのです。この不健康な期間の原因として多いのは、骨折や変形性関節症、続いて心臓病や脳血管障害

表1-1 男性の動脈硬化危険因子の頻度

男性は40代後半にリスクが上昇

(%)

MetS※1の項目	40-44	45-49	50-54	55-59	60-64	65-69	70-74	75-79(歳)
腹部肥満	49.1	56.4	54.0	57.1	55.1	61.2	48.4	43.3
高TG ※2	33.7	43.6	31.2	28.8	33.1	25.4	25.8	13.3
低HDL-C ※3	11.3	14.2	12.3	13.1	12.5	9.0	9.7	13.3
脂質異常	36.4	46.0	34.5	33.5	36.0	31.3	30.6	20.0
血圧高値	16.2	20.8	28.7	27.2	49.3	41.8	43.5	40.0
高血糖	11.3	15.6	19.5	23.6	22.8	22.4	25.8	16.7

表1-2 女性の動脈硬化危険因子の頻度

女性は50代後半以降にリスクが上昇

(%)

MetSの項目	40-44	45-49	50-54	55-59	60-64	65-69	70-74	75-79(歳)
腹部肥満	5.3	11.4	16.8	16.7	11.7	16.1	14.7	17.1
高TG	6.4	7.3	15.1	22.2	20.7	20.4	18.7	14.6
低HDL-C	1.8	4.1	2.2	2.8	2.8	6.5	2.7	4.9
脂質異常	7.6	8.9	15.1	22.2	22.1	21.5	20.0	19.5
血圧高値	8.8	8.9	17.8	19.4	49.7	49.5	40.0	43.9
高血糖	1.8	4.9	3.8	10.2	9.7	15.1	16.0	14.6

(Arai H et al J Clin Geront Geriat 1:42-47 2010)

21 ● 動脈硬化症に性差ってあるの？

のような動脈硬化性疾患です。この動脈硬化性疾患の発症頻度には男女差がありますが、動脈硬化の危険因子は男女共通であり、喫煙、高血圧、糖尿病、高コレステロール血症が主たる危険因子です。

表1には日本人の、これら危険因子の発現の仕方を年代別に示していますが、女性では更年期になると急激に高コレステロール血症が増加してきます。このため、女性の高コレステロール患者数は爆発的に増えてきます。

しかし、高コレステロール血症であれば、薬などの「治療」が必要なのでしょうか？　この問題を考えるときには、「なぜ、

※1 Mets……メタボリックシンドローム／内臓脂肪症候群
※2 高TG……中性脂肪が高い状態　　※3 低HDL-C……善玉コレステロールが低い状態

更年期になるとコレステロールが上昇するのか」と「動脈硬化と高コレステロール血症の関係」を知ることが大切です。

エストロゲン減少からコレステロール上昇へ

上昇してくるコレステロールの大半は、**LDL（悪玉）コレステロール（LDL-C）**です。このLDL-Cは、細胞の表面に存在するLDL受容体というタンパクで制御されています。つまり、LDL受容体の働きが悪くなると血中LDL-Cが上昇するのです。実は、LDL受容体の働きに大きく関与しているのが女性ホルモンのエストロゲンです。したがって、エストロゲンが減少してくる更年期女性では、LDL-Cが上昇してくるのです。これが、多くの更年期女性の高コレステロール血症の原因なのです。

コレステロール蓄積で動脈硬化に

では、なぜLDL-Cが上昇すると動脈硬化になるのでしょうか？　ここには、実は時間軸があることも念頭におく必要があります。長年、LDL-Cが高い状態にさらされると、血管にコレステロールが蓄積して動脈硬化の原因となるのです。これは、LDL-Cが血中で酸化されて、血管壁のマクロファージという細胞に取り込まれるからです。ここでは詳細は省きますが、LDL-Cがどれくらい高く、どれくらい続いているかが勝負なのです。ですから、更年期になって、LDL-Cが高くなったからといっても、急に動脈硬化になるわけではありません。多く

の女性は50歳代では動脈硬化性疾患は発症しません。ですので、その時期に、薬などで無理やりLDL-Cを下げる必要はないのです。ただし、先にも触れたように、LDL-C以外にも喫煙、糖尿病、高血圧などの危険因子がある場合は別です。

食事と運動で高コレステロール血症対策を

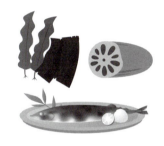

しかし、LDL-Cが高い状態を放っておくと動脈硬化になりやすくなるため、高コレステロール血症を指摘された場合は十分な配慮が必要になります。食事では、LDL-Cを上昇させるステロールの多い卵類や動物性脂肪などの摂取は、できるだけ控えるべきです。一方、**食物繊維の多い海藻類や根菜類**は、できるだけ摂取したいものです。

コレステロールの値には直接関係ないのですが、大豆製品やお魚は動脈硬化自体を予防しますし、運動は善玉のコレステロールを上昇させて、動脈硬化を予防します。特に、**運動は大切**で、骨折、変形性関節症や認知障害予防にも効果的です。運動習慣を身につけることが健康寿命の伸長につながることを、ぜひとも理解してください。

女性は更年期までは、女性ホルモンによりさまざまな病気から保護されていますが、更年期になると、その特典が消えていきます。その時期からの生き方が、その後の健康な生活に大きく影響しますので、十分に女性の持っている特典を生かしてください。

Chapter 4 ● 更年期をむかえるあなたに

女性が知っておきたい30のこと

22

HRTは動脈硬化の予防につながるの？

若槻 明彦

愛知医科大学医学部 産婦人科学講座 教授

 ホルモン補充療法の投与方法

　女性は更年期を迎える年代になると、卵巣から分泌される女性ホルモンのエストロゲンが低下し始めます。そのため、ホットフラッシュや発汗など、いわゆる更年期症状が出現します。ホルモン補充療法（HRT）は、低下したエストロゲンを補うために行われる治療で、更年期症状の改善には極めて効果的です。

　HRTは子宮筋腫や子宮内膜症などで子宮を摘出した女性と、子宮を有する女性で方法が異なります。子宮を摘出した女性ではエストロゲンの単独投与を行いますが、子宮のある女性ではエストロゲンに加え黄体ホルモンの併用が必要になります。併用投与の場合は、エストロゲンと黄体ホルモンを周期的に投与する方法と、両者を同時に連続投与する方法があります（図1）。

図1　HRTの投与方法

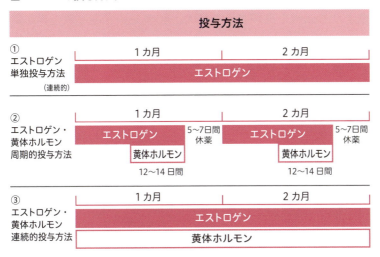

周期的投与では毎月、月経様出血がある一方、連続投与では月経様出血はなく、時々、少量の出血を認めることが多いです。

閉経後はLDL（悪玉）コレステロールが上昇

　血液中のコレステロールには、LDLとHDLの2種類があります。血中のLDLコレステロールが多くなると心筋梗塞などの動脈硬化性疾患を発症しやすくなることから、LDLコレステロールは通称「悪玉コレステロール」と呼ばれています。一方、HDLコレステロールは動脈硬化に抑制的に作用するため、「善玉コレステロール」と呼ばれています。

　厚生労働省の「平成27年国民健康・栄養調査」報告によると、女性の場合、20歳以降のHDLコレステロールの経年的変化は

少なく、LDLコレステロールは平均閉経年齢の50歳までは男性よりも低値で推移するものの、50歳を過ぎると急上昇して女性が高値となります（図2）。女性の場合、閉経後に心筋梗塞などのリスクが上昇することがわかっており、これはLDLコレステロールの増加が大きな原因です。閉経後のLDLコレステロール上昇の主な要因は、エストロゲン低下であることがわかっています。

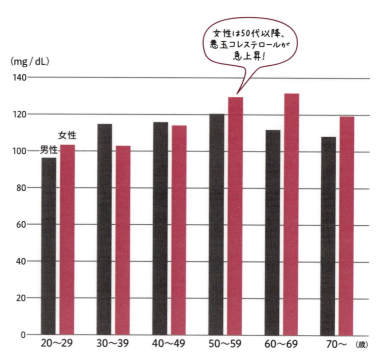

図2　男女別の経年的LDLコレステロールの推移
「厚生労働省 平成27年国民健康・栄養調査報告」より作成

エストロゲンのLDLコレステロール低下作用と血管拡張作用

　閉経後の低エストロゲン環境が原因で急上昇したLDLコレステロールは、エストロゲンの投与によって低下します。エストロゲンには、その他に、HDLコレステロールを上昇させる脂質改善作用もあることがわかっています。また、血管表面から分泌される一酸化窒素には血管を拡張させる作用があり、閉経後にエストロゲンが低下すると、血管拡張能も低下します。エストロゲンを投与すると一酸化窒素の産生が増加し、減弱した血管拡張作用は改善します。

　このようにHRTには脂質改善作用や血管拡張作用などがあるため、動脈硬化に対して抑制的な作用が認められます。

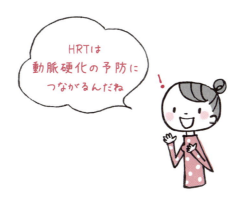

閉経後早期からのHRTは動脈硬化の予防につながる

　HRTのほとんどは、更年期症状の改善のために行われます。動脈硬化性疾患の発症予防を目的とする使用は積極的に推奨されていませんが、更年期症状のためにHRTを行っている女性は、動脈硬化抑制効果の恩恵を受けることができます。動脈硬化の抑制効果は、HRTの開始年齢と関連していることがわかっています。**閉経後早期すなわち50歳代に開始することが望ましく、**年齢とともにその効果は減弱します。閉経後しばらく経過してからHRTを開始すると、逆に動脈硬化に促進的に作用する場合があるので注意が必要です（図3）。

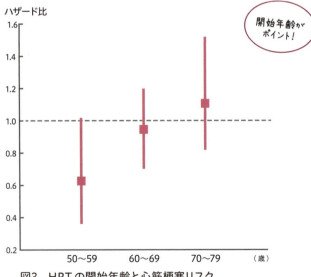

図3　HRTの開始年齢と心筋梗塞リスク
（Hsia J et al. Arch Intern Med, 2006）

Chapter 5

知っておきたい女性特有の病気

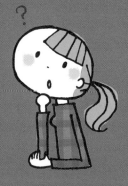

女性が知っておきたい30のこと
23

子宮内膜症・子宮腺筋症ってなに？

片渕 秀隆

熊本大学大学院生命科学研究部 産科婦人科学分野 教授

性成熟期の女性に多い病気

　子宮内膜症は、性成熟期、特にその前半の女性の少なくとも1割が罹患していると指摘されている婦人科の**良性疾患**の一つで、全ての疾患の中でも、この年代に最も多いと考えられています。一方、性成熟期後半に多く診断されていた子宮腺筋症も、子宮内膜症と同様に、妊娠を希望する女性にとって悩みとなります。

どんな病気？　なぜ起こるの？

　子宮内膜症は、近年の晩婚化や少子化に伴い増加傾向にあり

図1　子宮内膜症と子宮腺筋症の発生部位

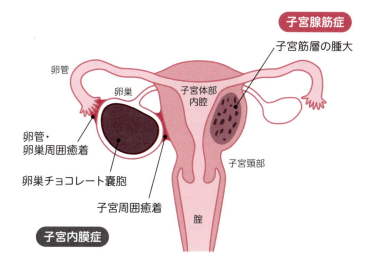

　ます。子宮体部の内腔を覆う子宮内膜（妊娠すると胎盤になる組織）に類似した組織が子宮内腔以外の部位で増殖し、月経周期に伴って出血や線維化を起こして周囲組織との癒着をきたします。病巣の多くは卵巣（卵巣チョコレート嚢胞※）、子宮をはじめとする骨盤臓器を包む腹膜に発生し（図1）、同じ骨盤にある直腸、膀胱や尿管にもみられることがあります。また、頻度は低いものの、大腸や小腸、肺、臍、皮膚、リンパ節などにも発生し、これらは「稀少部位子宮内膜症」と呼ばれます。
　一方、子宮腺筋症は子宮内膜に類似した組織が子宮筋層内に迷入・増殖し子宮が腫大する良性疾患で（図1）、同様に増加傾向にあります。
　子宮内膜症や子宮腺筋症ともに女性ホルモン（エストロゲン）によって進行し、しばしば両疾患が合併してみられることもあ

※卵巣に古い血液がたまる袋状の病変。その血液の色がチョコレートに似ていることからこの名で呼ばれる

ります。子宮内膜症は、短い月経周期や長い月経期間、少ない妊娠・分娩回数でその発生リスクが増加することが指摘されています。一方、子宮腺筋症は子宮内の機械的操作（流産手術など）が発生リスクを高めるとされています。

症状

子宮内膜症の症状は、病巣の発生部位によって異なります。代表的な骨盤にみられる子宮内膜症では、約90％に月経痛が認められ、約50％で月経以外の時期の下腹部痛や腰痛、性交痛、約40％で排便痛がみられます。また、不妊は30〜50％に起こるとされ、女性のライフスタイルに重大な影響を及ぼします。骨盤外の場合は、その部位に応じて月経周期に関連した疼痛や出血が生じます。例えば、大腸では腹痛や下血、膀胱や尿管では排尿痛や血尿、肺や胸膜では気胸や血胸などがみられます。

子宮腺筋症では、月経痛に加えて月経量の増加や月経期間の延長、不正性器出血がみられ、貧血に至ることもあります。

診断

両疾患ともに、自覚症状や内診所見、超音波断層法検査やMRI検査などの画像所見から総合的に診断されます。確定診断は、手術による肉眼所見や病理組織学的検査によって行われます。

治療

治療法は薬物療法と手術療法に分けられ、年齢や症状の程度、出産希望の有無などを考慮した上で決定されます[1]。

1. 薬物療法

薬物療法には、鎮痛剤や漢方薬、内分泌療法（ホルモン療法）があります。鎮痛剤（非ステロイド性抗炎症薬）は若年女性や未婚女性において第一選択として頻用されています。漢方薬は、芍薬甘草湯、桂枝茯苓丸、当帰芍薬散などが月経困難に対して有効です。両疾患の代表的な治療である内分泌療法では、①ダナゾール、②GnRHアゴニスト、③低用量エストロゲン・プロゲスチン配合薬（Low-dose Estrogen-Progestin: LEP）、④ジエノゲストが使用されます（表1）。

ダナゾールでは男性化作用、GnRHアナログ製剤ではのぼせやほてりなどのエストロゲン欠乏症状が生じることから、長期使用には難しい点があります。近年は鎮痛剤で効果が不十分な場合や病巣への直接的効果を期待する場合に、LEPやジエノゲストを用いることが推奨されています[2]。いずれも排卵抑制作用があるため、治療中に妊娠を希望する場合には使用されません。LEPには静脈血栓症、ジエノゲストには不正性器出血の副作用があり、特に重度の子宮腺筋症では大量の不正性器出血をきたすこともあります。

2. 手術療法

手術療法は、腹腔鏡下あるいは開腹で行われます。子宮内膜

表1 子宮内膜症と子宮腺筋症の治療法

		子宮内膜症
薬物療法	鎮痛剤	非ステロイド性抗炎症薬
	漢方薬	当帰芍薬散、桂枝茯苓丸、芍薬甘草湯など
	内分泌療法	・ダナゾール ・GnRHアゴニスト ・低用量エストロゲン・プロゲスチン配合薬 ・ジエノゲスト ・子宮内黄体ホルモン放出システム
手術療法	根治手術	子宮全摘出術 両側卵巣摘出術
	保存手術	子宮内膜症病巣切除術 癒着剥離術

症の根治手術は**子宮全摘出術**と**両側付属器（卵巣・卵管）摘出術**で、出産希望のある場合には、子宮内膜症病巣の切除や癒着剥離が行われます。子宮腺筋症の根治手術は同様に子宮全摘出術で、出産希望のある場合には病巣を可能な限り切除して子宮を温存する術式が選択されますが、この手術には高い技術が要求されます（表1）。不妊症例において、積極的な不妊治療（人工授精や体外受精・胚移植）に先行して手術をすべきか否かの一定の見解は得られていませんが、手術療法によって妊娠しやすい環境になることが期待されます。いずれにおいても、不妊治療と妊娠後の周産期管理が一体となった対応が求められます。

子宮腺筋症
非ステロイド性抗炎症薬
当帰芍薬散、桂枝茯苓丸、芍薬甘草湯など
・GnRHアゴニスト ・低用量エストロゲン・プロゲスチン配合薬 ・ジエノゲスト ・子宮内黄体ホルモン放出システム
子宮全摘出術
子宮腺筋症病巣切除術

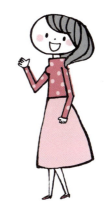

 長期的な管理が必要

　子宮内膜症も子宮腺筋症も、閉経前では症状の増悪や病巣の再燃をきたすことがあります。また、悪性の病気が認められることがあり、日本では、卵巣チョコレート嚢胞から約0.7%の頻度で卵巣がんがみられることが報告されています。2つの疾患そのものは良性疾患ですが、悪性を念頭においた長期的な管理が必要です。

Chapter 5 ● 知っておきたい女性特有の病気

女性が知っておきたい30のこと

24

多嚢胞性卵巣症候群ってどんな病気？

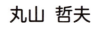

慶應義塾大学医学部 産婦人科学教室 准教授

卵胞がうまく育たない病気

　多嚢胞性卵巣症候群（polycystic ovary syndrome、略してPCOSやPCOと呼ばれます）は、①月経が不順である、②卵巣に小さな嚢胞（卵胞）がたくさんある、③黄体化ホルモンや男性ホルモンが高くなるなどのホルモン値のアンバランスがみられる、の3つがそろうと診断されます（図1）。

　正常な卵巣では卵胞が正しく育ち成熟して排卵しますが、多嚢胞性卵巣症候群では、卵胞の発育が途中で停止し排卵も正しく起きないため、発育が停止した多数の小さい卵胞が卵巣に留まることになります（図1）。卵巣がこのような状態（多嚢胞性卵巣）になると、この症候群に特徴的な身体全体のホルモンのアンバランスが生じて、さまざまな症状が出現します。同時に

146

図1 多嚢胞性卵巣症候群の診断基準とその卵巣の特徴

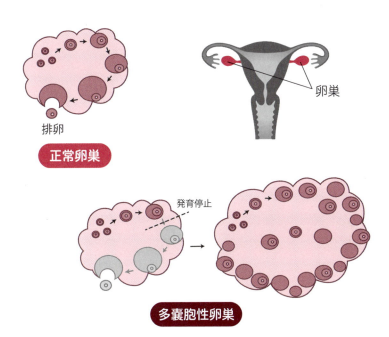

多嚢胞性卵巣は、この症候群の原因ではなく結果でもあると考えられています。いずれにせよ、多嚢胞性卵巣を巻き込んださまざまなホルモンのアンバランスの悪循環がこの症候群の本態です。

定期的な排卵が起きないため、不正出血が起きたり、無月経や月経不順になったりします。このような排卵障害のために不妊の原因にもなります。

　この病気は、妊娠が可能な年代の女性の約5～8％に発症するといわれています。

どんな人に多いの？

　初経（初潮）の後しばらくの期間、月経が不順であることは普通です。その後、次第に月経は規則正しくなります。しかし、多嚢胞性卵巣症候群の患者さんの多くは、初経からずっと月経が不順になります。肥満も多嚢胞性卵巣症候群の症状を悪化させます。

　この病気の原因は、遺伝的要因、体質、あるいは環境などさまざまあるとされていますが、はっきりした原因はわかっていません。遺伝的な要因も指摘されてはいますが、疾患を引き起こす明らかな遺伝子の異常は報告されておらず、一般的な遺伝性の病気ではない、とされています。

どんな症状があらわれますか？

　月経不順、**無月経**、**不正出血**が主な症状です。その他、多毛、にきび、声が低くなるなど男性化徴候を示すこともあります。また、肥満や糖尿病など、さまざまな生活習慣病を発症することもあります。

どのような治療法がありますか？

　現時点では、多嚢胞性卵巣症候群を根本的に治す治療や薬剤はありません。

　肥満を伴う場合は、まず減量などライフスタイルの改善が必要です。そのうえで、妊娠を希望しない場合は、月経異常や不正出血に対して、また子宮体がんの予防のために、漢方療法やホルモン療法（ホルモンを補充して月経周期を整えるカウフマン療法、ピル等）が行われます。

　妊娠を希望する場合は、ホルモン療法をベースにして、経口あるいは注射による排卵誘発剤を用いることにより、排卵を起こして妊娠を目指すことになります。しかし、特に注射による排卵誘発では、多くの卵胞が一斉に育つことで卵巣が腫れてしまい、身体のホルモンバランスなどが崩れることにより、さまざまな症状が出ることがあります。これを**卵巣過剰刺激症候群**といいます。また、たくさんの卵胞が育ち排卵して妊娠した場合、双子や三つ子など**多胎妊娠**となることもあります。卵巣過剰刺激症候群や多胎妊娠をできるだけ起こさないように、排卵誘発の治療をする必要があります。

　排卵誘発がうまくいかない場合や、なかなか妊娠しない場合は、体外受精に進むこともあります。なお、排卵をしやすくするために、卵巣に多数の孔を開ける手術が行われることもあります。

どんな経過をたどるのですか？

　月経不順や無月経を治療せずに長期間放置すると、子宮内膜に異常な変化が生じ、子宮内膜増殖症や子宮体がん（高分化型＝悪性度が比較的低い）が発生することがあります。その予防のために、ホルモン療法などで定期的に月経を起こすことが必要になります。また、肥満を伴っている場合は、ライフスタイルの改善などの予防策を講じないと、糖尿病、高脂血症、高血圧などの生活習慣病を発症することもあります。生殖年齢の後半になり卵巣の機能が低下してくると、月経不順が改善されてくることもあります。

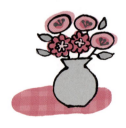

＊ 婦人科検診について ＊

女性特有の病気から自分の体を守るために、最も有効な方法の一つが検診です。必要な検診を定期的に受けて、健康づくりに役立てましょう。

●子宮頸がん検診

　子宮の入り口付近（頸部）をブラシのような器具でそっとこすって細胞を採取し、顕微鏡で観察する「細胞診」を行います。子宮頸がんの主な原因は、性交渉によるHPV（ヒトパピローマウイルス）感染です。性交渉を持ったら、1〜2年に1回は子宮頸がん検診を受けるようにしましょう。自治体や健保組合が費用の一部（または全額）を助成する自治体検診・企業検診のほか、婦人科外来や人間ドックで受ける自己負担の検診もあります。

●子宮体がん検診

　子宮の奥（体部）の子宮内膜の細胞をブラシのような器具で採取し、顕微鏡で観察する「細胞診」を行います。子宮体がんは出産経験がない人、肥満の人、初潮が早い人、閉経が遅い人などがかかりやすく、近年は患者数が増加しています。リスクが高い人は、子宮体がんの検診も定期的に受けたほうがよいでしょう。年齢や自覚症状（不正出血やおりものの増加）などの条件によっては、自治体の助成が受けられる場合があります。

●乳がん検診

　乳がん発症のピークは40代後半〜50代後半ですが、20〜30代の若い世代でもかかる可能性があります。月に1回の「セルフチェック」（入浴の際などに乳房に触れてしこりの有無を確かめる）に加え、年齢や乳腺の発達状態に応じた「画像検査」も定期的に受けるようにしましょう。画像検査は、30代までなら3〜5年に1回の超音波検査、40代以降は2年に1回のマンモグラフィ検査（乳房用エックス線検査）がすすめられます。40歳以上の女性は2年に1回、自治体が費用を助成する乳がん検診を受けることができます。

●超音波検査、感染症チェック

　子宮筋腫は女性の3人に1人、子宮内膜症は10人に1人がかかるといわれています。これらの病気は、超音波検査で見つけることができます。子宮頸がん検診などの際に超音波検査もあわせて行い、子宮や卵巣の状態をチェックするとよいでしょう。また、おりものの変化や腟・外陰部のかゆみなどの症状があったら、性感染症の検査もしておくと安心です。

女性が知っておきたい30のこと
25

子宮筋腫ってなに？

大須賀　穣

東京大学大学院医学系研究科 産婦人科学講座 教授

女性の2～3割にできる良性腫瘍

　子宮筋腫（しきゅうきんしゅ）は、子宮の壁を作っている筋層（きんそう）の中にできる良性の腫瘍です。平滑筋（へいかつきん）と呼ばれる筋肉の腫瘍が、渦巻き状に発育した球形のしこりを作ります。被膜はありませんが、子宮筋層との境界は明瞭です。大きさはまちまちで、1mm以下の小さなものから20cm以上に達することもあります。多くは数cm～10cm程度で症状が出てきます。数も1個のものから数十個に及ぶものまで多彩です。30～40歳代に発症することが多く、無症状のものまで含めると**すべての女性の2～3割**にできます。

　詳しい原因はわかっていませんが、卵巣ホルモンであるエストロゲンの作用で増大します。エストロゲンの血液中濃度は思春期から閉経までの期間に高く、閉経後に低下しますので、一

図1 子宮筋腫のいろいろ

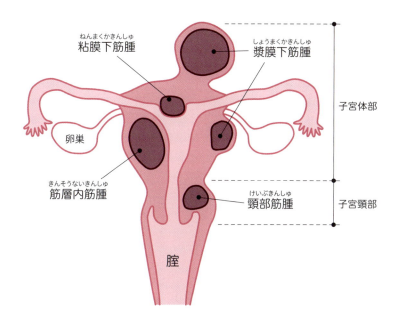

一般に閉経までは子宮筋腫は増大し閉経後には縮小します。ただし、その程度は人により、時期によっても差があります。

しばしば子宮筋腫は変性します。子宮筋腫に出血がおこると組織が赤くなり（赤色変性）、組織が壊死に陥り漿液が貯留する（水腫様変性）こともあります。また、筋腫が石灰化することもあります。

子宮筋腫の9割以上は子宮体部にできますが、子宮頸部にできることもあります（**頸部筋腫**）。子宮筋層との位置関係でみると、筋層から子宮の内膜側に突出しているものを**粘膜下筋腫**、子宮の外面である漿膜側に突出しているものを**漿膜下筋腫**、筋層内にとどまっているものを**筋層内筋腫**と呼びます（図1）。

一般に、粘膜下筋腫、筋層内筋腫、漿膜下筋腫の順で症状が出やすいです。

妊娠・出産への影響は？

自覚症状としては月経多量、月経痛、下腹痛、腹部の張った感じ、などがあります。子宮筋腫は不妊症の原因にもなります。また、子宮筋腫は妊娠中に変性しやすく、変性すると強い疼痛を生じます。子宮筋腫の大きさ、位置によっては分娩の妨げとなり帝王切開が必要となります。診断は内診、超音波検査でなされますが、数・位置などの正確な情報を得るためには、MRI検査がとても役に立ちます。ただし、まれに子宮筋腫は子宮肉腫という筋肉のがんとの鑑別が困難なことがあります。

手術療法は2つの方法から選択

治療法としては手術療法と薬物療法があり、手術療法のなかには子宮全体を摘出する**子宮全摘術**と、子宮筋腫のみを摘出する**子宮筋腫核出術**（かくしゅつじゅつ）があります。妊娠・出産の希望がなく、すぐに閉経ではない場合は子宮全摘術がよい適応です。将来の妊娠・出産に備えて子宮を残したい場合は、子宮筋腫核出術か薬物療法が適応となります。どちらが適しているかは子宮筋腫の状況などによっても異なります。子宮全摘術も子宮筋腫核出術も傷が小さく痛みの少ない**腹腔鏡下手術**（ふくくうきょうかしゅじゅつ）により行うことができる場合が増えています。

> **POINT** 子宮筋腫の主な症状と検査法
>
> - ♥ **月経量が多い** ナプキンが1時間ももたない、レバー状の塊のような血が1日に何回も出る など
> - ♥ **月経痛** 強い下腹部や腹部の張り、寝込むほど痛む、頭痛や発熱を伴う など
> - ♥ **貧血** 疲れやすい、動悸・息切れがする など
> - ♥ **圧迫による症状** 大きくなった筋腫に膀胱や骨盤が圧迫されて起こる頻尿や腰痛 など
>
> どんな検査でわかるの？
>
> - ◆ **内診** 腟内に指を入れて子宮の大きさ、形、筋腫の有無などを調べます。
> - ◆ **超音波検査** 腟の中に細い筒状の器具を入れる「経腟法」と、おなかの上から器具をあてる「経腹法」があります。筋腫の位置や癒着の有無などを調べます。
> - ◆ **MRI検査** 磁気共鳴画像と呼ばれる検査法で、筋腫の数や位置、状態などが詳しくわかります。

エストロゲンの働きを抑える薬物療法

　薬物療法としては、「GnRHアゴニスト」と「低用量エストロゲン・プロゲスチン配合薬」が主に使用されます。「GnRHアゴニスト」は閉経と同様の状態を作ることによりエストロゲンを低下させて子宮筋腫を縮小させます。縮小効果があるため手術を容易にする目的で手術前に使うこともあります。ただし、骨密度低下や更年期障害などの副作用が出やすく、1回の使用期間は6カ月までに制限されています。

「低用量エストロゲン・プロゲスチン配合薬」は「GnRHアゴニスト」のように子宮筋腫を縮小させる効果はありませんが、月経過多、月経痛などの症状を抑制します。こちらは使用期間の制限はありませんが、40歳以上、喫煙者、肥満の方では血栓症のリスクが高くなるために投与に注意が必要です。

改善が進む新薬に期待

　薬物療法として他に、すでに海外で使用されている「選択的プロゲステロン受容体調節薬」と臨床治験段階の「GnRHアンタゴニスト」があります。「選択的プロゲステロン受容体調節薬」は子宮筋腫への直接の縮小作用と症状緩和の両方の作用があり、かつ、長期間にわたり使用ができることにより期待が寄せられています。「GnRHアンタゴニスト」は「GnRHアゴニスト」と同様の効果がある一方で「GnRHアゴニスト」に伴う副作用が少ないことが想定されています。また、「GnRHアゴニスト」は注射薬と点鼻薬しかありませんが、「GnRHアンタゴニスト」は内服薬があるためより使用しやすいと考えられます。

根本的な原因解明に向けて

　基礎研究においては、子宮筋腫の細胞の遺伝子異常などが徐々に明らかにされつつあり、子宮筋腫の根本的な原因解明も遠くないかもしれません。今後は、子宮筋腫の病態や原因に基づいた治療が開発されることが期待されています。

子宮筋腫の主な治療法

手術療法	●**子宮全摘術** 子宮全体を摘出する方法。
	●**子宮筋腫核出術**※ 子宮筋腫のみを摘出する方法。
薬物療法※	●**GnRHアゴニスト** 偽閉経状態を作ってエストロゲンの分泌を抑え筋腫を小さくする。骨粗しょう症などの副作用が出やすいため1回の使用期間は6カ月以内。
	●**低用量エストロゲン・プロゲスチン配合薬** 月経過多、月経痛などの症状を抑えるが筋腫を小さくする効果はない。血栓ができやすい人、35歳以上の喫煙者（1日15本以上）などは使用できない。

※妊娠、出産の希望がある場合は、子宮筋腫核出術か薬物療法を選択。

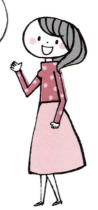

より効果が高く副作用の少ない新薬の導入も期待されています

女性が知っておきたい30のこと
26

子宮頸がん・子宮体がん ってどんな病気？

田中 京子

慶應義塾大学医学部産婦人科学教室 専任講師

🌿 子宮にできる2種類のがん

　子宮がんは女性に特有のがんで、「子宮頸がん」と「子宮体がん」の2種類あります（図1）が、発症しやすい年代、原因、組織型（がんのタイプ）、治療などに大きな違いがあります。ここでは子宮頸がん、子宮体がんに分けて説明します。

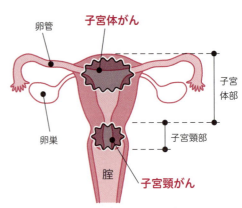

図1　子宮頸がんと子宮体がん

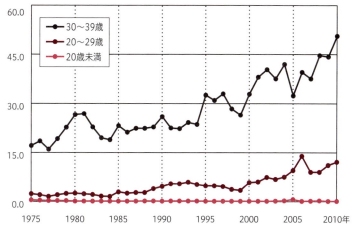

図2 子宮頸がん（上皮内がんを除く）年齢階級別罹患率
国立がん研究センター「がん情報サービス」ホームページより作成

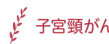 子宮頸がん

1．どんな病気？　原因は？

　日本における子宮頸がんの罹患数は若年の発症例が急速に増加していることが問題となっています（図2）。組織型としては扁平上皮がんと腺がんがあります。そのうち扁平上皮がんが約80％を占めていますが、近年腺がんの割合が増加しています。

　発症の多くはHPV（ヒトパピローマウィルス）の感染が関与しています。HPVのうちもっとも子宮頸がんから高頻度に検出されるのは16型で、次いで18型です。HPV感染は多くは性交渉によるもので、ほとんどは一過性です。感染が長期間続くと、一部が前がん病変（子宮頸部異形成、子宮頸部上皮内がん）を経てがん化にいたると考えられています。その他のリスク因子

●HPV……human papillomavirus

としては、若年の妊娠、多産、早い初交、性パートナー数、経口避妊薬（コンドームを使わなくなるためHPV感染が増えるといわれている）、喫煙などがあります。

2. 治療

子宮頸がんの進行病期はⅠ期からⅣ期に分けられていますが、前がん病変から臨床進行期（Ⅰ～Ⅳ期）に合わせて治療方針が推奨されています[1]。

①前がん病変

前がん病変であるCIN3（子宮頸部高度異形成、上皮内がん）やAIS（上皮内腺がん）は「子宮頸部円錐切除術（円切）」により子宮頸部の一部を円錐状に切除することで子宮温存が可能です。しかし、AISは円切で取りきれていても、まだ子宮の奥に病変が残っている可能性があり、標準治療は子宮を切除する「単純子宮全摘出術」が推奨され子宮温存には慎重を要します。切除しきれなかった場合や子宮温存を望まない場合には単純子宮全摘出術を行います。

②ⅠA期

ⅠA1期（がんの大きさが7mmを超えない、浸潤の深さが3mm以内）でがん細胞がリンパ管や血管に入り込んでいない症例では単純子宮全摘出術を行い、がん細胞がリンパ管や血管に入り込んでいる症例では「準広汎子宮全摘出術」（後述する広汎子宮全摘出術に比べ排尿障害が出にくい術式）と骨盤リンパ節郭清を行う場合があります。子宮温存を強く希望する症例では、慎重な経過観察のもと円切のみで経過をみることが可能な場合があります。一方、ⅠA2期（がんの大きさが7mmを超えない、浸潤の深さが3mmを超えるが5mm以内）では子宮温存

は困難で、骨盤リンパ節郭清を含む準広汎子宮全摘出術が推奨されています。

③ⅠB〜Ⅱ期

ⅠB1期（がんの大きさが7mmを超える、もしくは浸潤の深さが5mmを超える）やⅡ期の進行がんの治療は大きく2つに大別され、手術療法（広汎子宮全摘出術＝子宮と卵管、卵巣、腟の一部、リンパ節を含め広範囲に切除する術式）か放射線療法（抗がん剤を併用することもあります）であり、いずれもその後の妊娠の可能性はなくなりますが、近年は子宮温存を希望するⅠA2期または腫瘍径が2cm以下のⅠB1期に対して、広汎性子宮頸部摘出術（広汎子宮全摘出術に準じてリンパ節を郭清したのち子宮の頸部のみを摘出し、残った子宮体部と腟を接合する子宮温存術式）が行われています。

④Ⅲ〜Ⅳ期

Ⅲ、Ⅳ期の治療の基本は抗がん剤を併用する放射線療法です。子宮頸がんは特別なタイプのがんを除けば正常から前がん病変（子宮頸部異形成、子宮頸部上皮内がん）を経てがんとなるまでには5〜10年はかかるといわれており、前がん病変子宮頸部異形成・子宮頸部上皮内がんの段階で発見し、適切な治療を行うことが重要です。

子宮体がん

1. どんな病気？　原因は？

子宮体がん（子宮内膜がん）は子宮体部の内膜から発生するがんで、組織型としては「類内膜がん」と呼ばれるタイプが約

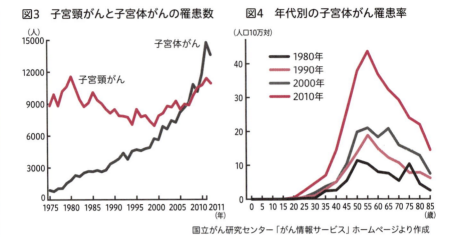

図3 子宮頸がんと子宮体がんの罹患数
図4 年代別の子宮体がん罹患率

国立がん研究センター「がん情報サービス」ホームページより作成

80%を占めており、他の組織型は比較的まれです。

日本では子宮体がんの患者さんが年々増加しており2007年ごろから子宮頸がんの患者さんを超えています（図3）。子宮体がんになりやすい年齢は閉経後の50代以降で、その傾向は以前と変わりありませんが、すべての年齢で増加しています（図4）。

子宮体がんの多くは女性ホルモンの一つであるエストロゲンにより引き起こされるとされています。その他のリスク因子としては、肥満、未産、早発月経、遅発閉経、高脂肪食などがあります。

子宮体がんは初期から症状として不正出血を認めることが多く、不正出血を認めた場合には子宮内膜細胞診や子宮内膜組織診などの病理検索を行うことで早期発見が可能となりますが、子宮内膜細胞診では偽陰性（本当はがんであっても陰性と判定してしまうこと）もあるので、注意が必要です。確定診断は子宮内膜組織診で行われます。

2. 治療

子宮体がんの治療の基本は手術療法です[2]。手術の所見によって、Ⅰ期からⅣ期までに分けられます。手術は子宮および両側付属器（卵巣、卵管）の摘出に加えて骨盤〜傍大動脈リンパ節（へその上からみぞおちくらいにある主要な血管のまわりのリンパ節）の切除を行います。

術前に進行期を決定する子宮頸がんと異なり、子宮体がんにおいては手術で摘出したものを検索し、進行期を決定します。

若年の子宮体がんで子宮温存を希望する場合には症例によってはホルモン療法の適応となります。しかし、卵巣への転移や卵巣がんの併発などもあり、厳重に経過観察が必要です。

予後に関しては、子宮頸がんと比較すると良好ですが、子宮体がんでは検診手法が確立されていないため、不正出血などの症状を認めた場合にはすみやかに婦人科を受診して検査を受けましょう。

 検診で早期発見を

近年女性のライフスタイルの変化に伴い、子宮頸がん、子宮体がんはともに増加傾向です。とくに若年の子宮頸がん患者さんが増加しており、子宮温存できるのか治療法の選択に苦慮することがあります。子宮頸がんは定期的に検診を受けていれば前がん病変で発見され、適切な治療を行うことで子宮温存が可能です。海外と比較すると日本の検診率は低い現状があり、今後は特に若年者へのさらなる啓発が必要と考えられます。

女性が知っておきたい30のこと

27

卵巣がんって どんな病気？

岡本 愛光
東京慈恵会医科大学　産婦人科学講座　教授

卵巣がんとは

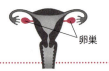
卵巣

　卵巣は子宮の両側に1個ずつ存在する、親指の大きさくらいの楕円形の臓器です。卵巣は卵子を成熟させて放出したり女性ホルモンを分泌したりしています。

　卵巣に生じる腫瘍には良性のものと悪性のものがあり、悪性のものを卵巣がんといいます。卵巣腫瘍の85％は良性であり、卵巣がんには悪性度が比較的低い、境界悪性腫瘍と呼ばれる卵巣がんもあります。卵巣腫瘍は発生する組織により、「表層上皮性・間質性腫瘍」「性索間質性腫瘍」「胚細胞腫瘍」の3つに分けられます。このうち表層上皮性・間質性腫瘍が90％以上を占め、主に4つの細胞型（漿液性がん、粘液性がん、類内膜がん、明細胞がん）に分けられ、それぞれ異なった特性を持っています。

早期発見が難しい理由

　卵巣がんは、初期には自覚症状が乏しいため受診が遅れがちになり早期発見が難しい悪性腫瘍の一つです。卵巣腫瘍は自覚症状が乏しいため、妊婦健診や子宮がん検診、他疾患での受診時などに偶然発見されることが多くあります。

　卵巣がんは進行すると、おなかの中の臓器にがん細胞が散らばっていく播種という転移を起こすことがあります。それによって、おなかに水がたまったり、腫瘍が大きくなるにつれて腫瘤によって圧迫されたりすることにより、腹部膨満感や腹囲の増大、食欲不振や吐き気、便秘などの消化器症状、頻尿などの症状が出てきて発見に至ることがあります。胸に水がたまることにより息切れ症状で受診に至ることもあります。そのため、卵巣がんの約半数がⅢ期・Ⅳ期の進行がんで発見されます。

 ## 発生は50歳代〜60歳代がピーク

　卵巣がんは日本では年間約9300人が新規に発症し、女性のがんの2.6％を占め、死亡数は年間4800人を超えています。卵巣がんの発生は、40歳代から増加し、50歳代から60歳代がピークとなります。（国立がん研究センターがん対策情報センターより）

　卵巣がんが起こるメカニズムはいまだに十分解明されてはいませんが、さまざまな要因が関与していると考えられています。

卵巣がんのリスク因子は、肥満、高脂肪食などの欧米型の食生活、未産婦、排卵誘発剤の使用、閉経後に5年以上のホルモン補充療法、卵巣子宮内膜症性嚢胞の既往などがあります。

遺伝が関与する卵巣がんの発生頻度は全悪性卵巣腫瘍の5～10％といわれています。その中でも「遺伝性乳がん卵巣がん症候群（HBOC；hereditary breast and ovarian cancer）」が広く知られており、比較的若い年齢で卵巣がんや乳がんを発症することが特徴です。この病気はBRCA遺伝子と呼ばれる遺伝子の変異が原因の一つと考えられており、近親者に卵巣がんや乳がんにかかった方がいる場合は注意が必要です。また、経口避妊薬の使用は、卵巣がんのリスクを低下させることがわかっています。

検診の有効性は証明されておらず、また、早期発見に有効な方法もまだありません。したがって、腹部の違和感などがあった場合には、早めに婦人科を受診することが大切です。

 検査

卵巣がんが疑われた場合、がんの可能性が高いかどうか、また、がんである場合、どの程度広がっているかを調べるために、内診、直腸診、超音波検査、MRI、CT、腫瘍マーカー（がんがあると血液中に増える物質）の測定などを行います。

まず内診・直腸診で腫瘍の大きさや性状、可動性、周囲への浸潤がないかを評価します。超音波検査では腫瘍の大きさ、性状、充実性部分（固形成分）の有無、腹水の有無などを確認します。MRIは磁気を利用する検査で被ばくの心配はなく、組織型や良

悪性の推定、周囲の臓器に浸潤がないかなどを調べます。CT検査ではリンパ節への転移や遠隔転移の有無を調べます。腫瘍マーカーは、がんの可能性の評価や組織型の推定、治療効果や再発のモニタリングに役立ちます。卵巣がんではCA125（糖タンパクの一種）という腫瘍マーカーが上皮性がんでは最も陽性率が高く、よく用いられます。

卵巣は、おなかの外から直接到達することができないため、手術前に病気が疑わしい組織を採取して調べることができません。そのため卵巣腫瘍の場合、手術で摘出した組織を顕微鏡で見て調べる病理学的検査により術後に診断が確定します。

進行期分類

卵巣がんがどれだけ進んでいるかを示す進行期（表1）は、手術で得られた手術摘出標本の病理診断に基づいて決定されます。がんが両側の卵巣に及んでいるか、他の臓器やリンパ節に進展や転移があるかによってIからIV期に分類されます。

治療は手術療法が原則

卵巣がんの治療（図1）は手術療法が原則であり、手術で可能な限り腫瘍組織を取り除きます。卵巣がんは播種しやすいため容易にリンパ節転移を起こし、再発の危険性が高いことから、手術だけで完治することは非常にまれです。そのため、IA期で高分化型（細胞の成熟度が高く比較的おとなしいタイプ）のがん

表1　卵巣がん進行期分類　(日産婦2014, FIGO 2014)

I期	がんが片側あるいは両側の卵巣だけにとどまっている状態
IA期	がんが片側の卵巣だけにある
IB期	がんが両側の卵巣にある
IC期	がんが片側または両側の卵巣にあるが、以下のいずれかが認められるもの
IC1	手術操作によって卵巣表面の膜（被膜）が破たん
IC2	自然に被膜が破たん、あるいは被膜表面へ腫瘍が及ぶ
IC3	腹水またはおなかを洗った洗浄液（腹腔細胞洗浄診）にがん細胞を認める
II期	がんが片側あるいは両側の卵巣に存在し、さらに卵巣以外の骨盤内臓器（卵管、子宮、直腸、膀胱など）の腹膜にも広がっている状態
IIA期	がんは子宮、卵管、もう一方の卵巣のいずれか、またはすべてに進展
IIB期	がんは骨盤内のその他の臓器にまで広がっている
III期	がんが片側あるいは両側の卵巣に存在し、がんが骨盤外に播種あるいは後腹膜リンパ節に転移している状態
IIIA1期	後腹膜リンパ節転移陽性のみ
IIIA1(i)	転移巣最大径10mm以下
IIIA1(ii)	転移巣最大径10mmを超える
IIIA2期	骨盤外に顕微鏡的播種を認める
IIIB期	がんが骨盤外に広がっているが、その大きさは直径2cm以下
IIIC期	がんが骨盤外に広がっていて、その大きさは直径2cmを超える
IV期	がんが遠隔部位に転移している状態
IVA期	胸水中にがん細胞を認める
IVB期	肝臓などの遠隔臓器や腹腔外臓器に転移を認める

日本婦人科腫瘍学会編『卵巣がん治療ガイドライン2015年版』（金原出版）より一部改変

と境界悪性の場合を除き、ほとんどの患者さんに化学療法（抗がん剤治療）の併用が必要となります。放射線治療は脳や骨への転移による症状を緩和するために用いられることがあります。

治療成績（生存率）

　卵巣がんの進行期と生存率の関係を図2に示しました。この図は2006年から2008年の間に卵巣がんの診断や治療を受けた

図1　卵巣がんの治療法 日本婦人科腫瘍学会編『卵巣がん治療ガイドライン2015年版』(金原出版)より一部改変

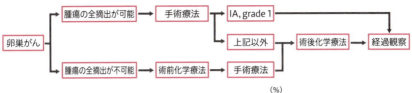

図2　卵巣がんの5年相対生存率(%)

5年相対生存率：あるがんと診断された場合に、治療でどのくらい生命を救えるかを示す指標。あるがんと診断された人のうち5年後に生存している人の割合が、日本人全体で5年後に生存している人の割合に比べてどのくらい低いかで表します。100%に近いほど治療で生命を救えるがん、0%に近いほど治療で生命を救い難いがんであることを意味します。

全国がん(成人病)センター協議会 生存率共同調査 KapWebより算出

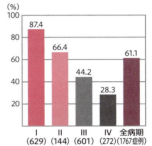

患者さんを対象とし、手術療法の他に、化学療法など何らかの治療を受けた患者さんを対象としています。

　病期が進むにしたがって5年生存率も低くなることが分かります。(生存率のデータは、たくさんのがん患者さんの平均的な数字であり、確率として推測するものであって一人ひとりの患者さんの余命を決定づけるものではありません)

気になることがあったら早めに受診を

　卵巣がんは初期には自覚症状が乏しく早期発見が難しい疾患であり、診断を受けたときはすでに進行していることも少なくありません。しかし、医療は日々進歩しています。したがって、何か気になる症状があった際は躊躇せず、ぜひ産婦人科を早めに受診していただき、一人でも多くの方がよりよい結果を得られることを願っています。

女性が知っておきたい30のこと
28

乳がんってどんな病気？

佐伯 俊昭
埼玉医科大学国際医療センター包括的がんセンター　乳腺腫瘍科　教授

日本人女性に最も多いがん

　乳がんの2015年の推定罹患数は、約9万人と報告されています。これは子宮がんなどより多く、日本人女性が最も多くかかるがんです。乳がんは、診断時や手術時にはリンパ節に転移がみとめられなくても、腫瘍の近くの動脈、静脈などの血管の中にがん細胞が入り込み、脳、肺、肝臓、骨などに広がっている（遠隔転移と呼ばれます）可能性があります。検査で確認できないくらい小さな転移（微小転移）が初めから存在し、その後数年して大きくなり、症状があらわれるようになったり、検査で再発・転移などが認められたりすることがあるからです。乳がんの治療は、そのようながんの性質や患者さんの年齢、持病、将来の妊娠・出産の希望などにも考慮して行われます。

図1 乳がんの進行

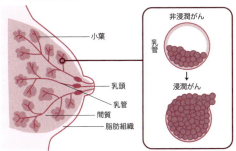

乳がんは主に、小葉で作られた乳汁を運ぶ乳管にできるがん。乳管内にとどまっているものを「非浸潤がん」、乳管の外に広がっているものを「浸潤がん」という

乳がんの検査と診断

1．乳がんの病期診断

　がんの進行度を病期（英語ではステージ＝Stage）といい、乳がんは病期0～4に分類されています。病期0（非浸潤がん=図1）と病期1～2（早期の浸潤がん）までを**早期乳がん**、病期3（がんの大きさが一定以上またはリンパ節転移などが進んだ状態）を**局所進行乳がん**と呼び、**遠隔臓器転移**がみとめられた場合は病期4と診断されます。病期診断には、全身を検査できるCT（コンピューター断層撮影）、MRI（磁気共鳴画像検査）、PET-CT（陽電子放出断層撮影）、骨シンチグラフィー、超音波（エコー）検査などの画像診断が必要です。加えて組織診断、細胞診断などの病理学的診断を駆使し、正確な病気の進み具合を確定します。

2．がん細胞の4つのサブタイプ

　乳がんは、がん細胞に**ホルモン受容体**（ホルモンの影響を受ける場所）または**HER2タンパク受容体**を持つかどうかによって**4つのサブタイプ**に分けられます（表1）。それぞれに推奨される薬物療法があります。

表1　乳がん細胞の4つのサブタイプと薬物療法の選択

乳がんのタイプ	ホルモン受容体 ※エストロゲンで増える	HER2タンパク受容体 ※HER2タンパクで増える	薬物療法の選択
ルミナル型（増殖能力の低いA型と高いB型がある）	○	×	ホルモン剤（B型の場合はホルモン剤＋抗がん剤）
ルミナルHER2型	○	○	ホルモン剤＋分子標的薬＋抗がん剤
HER2型	×	○	分子標的薬＋抗がん剤
トリプルネガティブ	×	×	主に抗がん剤

治療法の選択について

　乳がんの治療は**局所治療**（治療できる範囲が限られている）と**全身治療**に分けられます。局所治療には**手術療法**と**放射線療法**があります。全身治療は薬物療法ですが、**抗がん剤**、**ホルモン剤**、**分子標的薬**の3種類があります。

　診断後に初めて受ける治療を初期治療といい、**原発性乳がん**（他の臓器からの転移ではないがん）の場合は、再発危険度に応じて局所治療に加えて**薬物療法の併用**が考慮されます。

1. 局所治療の目的と種類

①手術

　乳房切除術と**乳房温存術**（乳腺部分切除術）があります。治癒率は同等ですが、腫瘍径3cm以下であれば原則、**温存療法（温存手術＋放射線治療）**が推奨されています。手術時にリンパ節転移の有無を見極めるセンチネルリンパ節生検を行い、転移があれば追加の腋窩リンパ節郭清（腋窩リンパ節の摘出）を行い

ます。これらは、治癒を目的とする治療です。

②放射線治療

　治癒を目的とする初期治療では、乳房温存手術（部分切除）後の乳房への**乳房照射**や、進行乳がんの乳房切除術後（リンパ節転移がある症例）の**胸壁照射**がすすめられます。目的は局所再発を減らすこと、さらには治癒率の向上です。また、脳の1〜4個程度の転移では、**定位放射線照射**（多方向からピンポイントで照射する方法）が適応となります。一方で4〜5個以上の脳転移に対する**全脳照射や骨転移の疼痛に対する照射**は症状の緩和を目的とした放射線治療として推奨されます。また、全身性の有痛性骨転移に対しては**内照射療法**（体の内側から直接、照射する方法）が適応となります。

2. 全身治療の目的と種類

　薬物療法により全身にあるがんを治療します。手術の前後に行われる治癒を目的とした薬物療法を**補助療法**と呼びます。病期4と再発乳がんには**全身療法**が最も有効ですが、ときに局所治療が補助的に行われることがあります。

①内分泌療法（ホルモン剤）

　がん細胞にホルモン受容体があれば、効果が期待できます。閉経前と閉経後では血液中のエストロゲンの値が異なるため、ホルモン剤の使い分けを行います。

　閉経前女性には、補助療法として**抗エストロゲン剤**であるタモキシフェン（TAM）、トレミフェン（TOR）が用いられます。術後補助療法の至適投与期間は、再発危険度の高い患者さんの場合は、5年から10年に延長されました。しかし、タモキシフェンは子宮内膜がん（子宮体がん）も含めた副作用の増加も懸

●TAM……tamoxifen　　●TOR……toremifene

念されるため、主治医とよく相談して投与期間を決定します。また、卵巣由来のエストロゲンを低下させる**LH-RHアゴニスト（黄体化ホルモン放出ホルモンアゴニスト）**を2〜5年間併用します。外科的卵巣摘出術でも効果は同じです。ただし、更年期障害、性機能障害、骨粗しょう症などの長期的副作用とのバランスを考慮しなければなりません。

閉経後女性には補助療法として、**抗エストロゲン剤、アロマターゼ阻害薬**（アナストロゾール、レトロゾール、エキセメスタン）が推奨されており、現在の第一選択薬はアロマターゼ阻害薬とされています。さらには、タモキシフェンから2〜3年後にアロマターゼ阻害薬に変更し、計5年間服用する**スイッチ療法**（switching therapy）やタモキシフェン5年投与後にアロマターゼ阻害薬へ切り替えてさらに5年間投与する**長期延長補助療法**（extended therapy）などさまざまな投与オプションが検討され、いずれもタモキシフェン単独よりも良好な結果が示されています。しかし、骨粗しょう症を合併している患者さんには、アロマターゼ阻害薬よりタモキシフェンなどが安全とする考えもあります。

②**化学療法（抗がん剤治療）**

抗がん剤は、細胞を直接殺す薬剤です。がん細胞は正常細胞よりも分裂する能力が高いので、抗がん剤によりがん細胞を攻撃して増殖を抑えます。同時に、正常細胞にも影響がみられ、副作用として患者さんが感じる多くの症状が出ます。

③**分子標的薬**

細胞の中にある特定のタンパク質を標的として、その機能を抑える薬剤です。乳がんでは、**トラスツズマブ、ベバシズマブ、ラパチニブ、エベロリムス**などがあります。

④骨修飾薬

　病期4と再発乳がんで骨転移がある場合に使用します。骨転移があると、痛みや骨折などが起きやすくなるので、骨修飾薬をホルモン剤や抗がん剤などと共に使用して、これを防ぎます。骨密度を高める作用がありますが、血液中のカルシウム濃度が低下してしびれなどの症状が出たり、抜歯などの歯科治療を同時に行うと下顎の骨が壊死するなどの副作用があります。

3．病期別の治療方針について
①病期0〜2（早期乳がん）

　手術を先行させます。しかし、「乳がんのある乳房の同側の脇の下（腋窩リンパ節）に転移が明らか」あるいは「腫瘍の大きな腫瘤」に対して、もし**乳房温存**の希望があれば、薬物療法を先行させてから手術を行うことがあります。**手術前に抗がん剤投与**を行うことにより、温存手術が可能になる割合が高まります。通常、病期2までは**術後の全身療法**もすすめられます。

②病期3〜4（進行乳がん）と再発乳がん

　病期3では、いくつかの治療法を組み合わせた「集学的な治療」により治癒を目指しても、完治することは少ないとされています。従って、病期4の患者さんに対しては、抗がん剤などを使用して随伴症状の苦痛を軽減させ、日常の生活の質を保ちながら延命を図ります。

　また、病期4と再発乳がんには、**転移臓器別の治療戦略**があります。薬の効果が薄い**脳転移**では、**放射線治療が優先**され、定位放射線照射、全脳照射などの適応を判断します。**骨転移**では、薬物療法や放射線療法に追加して**骨修飾薬**（ビスホスホネート、抗ランクル抗体）を併用します。

医療最前線NOW ❶

もっと知りたい
レプチンの働き

佐川 典正

洛和会音羽病院 総合女性医学健康センター 所長

● 生殖機能に欠かせない「適度なエネルギーの蓄積」

　「レプチン」は脂肪細胞から作られ、ヒトの身体のエネルギー蓄積状態を反映するホルモンです。レプチンと生殖機能には、どのような関係があるのか。動物実験の結果などもまじえながら、詳しく解説していきましょう。

①**モデル動物の比較から**

　レプチンと生殖機能の関わりを探るため、遺伝子操作などを行って生み出したモデル動物（マウスモデル）の特徴を、表1に比較しました。まず、マウスに極度の摂食制限を行うと、やせて脂肪は減少し、レプチン濃度の低下とともに生殖機能も低下します。正常な機能を有するレプチンが存在しない**肥満型マウス**は、脂肪組織が増加しています。また、**脂肪破壊マウス**は脂肪細胞が破壊され消失しているので、レプチンは極めて低濃度です。脂肪組織の有無にかかわらず、両者とも**レプチンが働いていない**ため、高血糖やインスリン抵抗性（血糖値をコントロールするインスリンの効きが悪くなる）があり、生殖機能は低下ないし欠如しています[1]。この肥満型マウスにレプチンを投与すると、生殖機能は回復します[1]。

　これに対して、**レプチン過剰発現マウス**では、脂肪組織が消失している点は脂肪破壊マウスと同様ですが、**血中レプチン濃度は高く**、肝臓は縮小しています。血糖値は正常で、インスリン感受性はむしろ高まっています。そして、生殖機能は、脂

表1 種々のマウスモデルにおける生殖機能の比較

	レプチン過剰発現マウス	摂食制限マウス	脂肪破壊マウス	肥満型マウス	レプチン投与肥満型マウス
脂肪沈着	↓	⇩	⇩	⇧	⇨
レプチン	↑	⇩	⇩	⇩	⇨
生殖機能	↑	⇩	⇩	⇩	⇨
出典	Yura, et al. J Clin Invest 105:749,2000	Ahima, et al. Nature 382:250,1996	Moitra, et al. Gene & Develop 12:3168,1998	Chehab. et al. Nat Genet 12:318,1996	Chehab. et al. Nat Genet 12:318,1996

肪組織が欠如しているにもかかわらず維持ないし促進されています[2]。

②ヒトの症例から

　一方、生まれつき遺伝子に異常があり、レプチンを持たない人[3]やレプチン受容体に異常がある人[6]では、**極度の肥満**になってしまうだけでなく、排卵に必要な卵胞刺激ホルモン（FSH）や黄体化ホルモン（LH）は共に低値です。しかし、このような人に体外から性腺刺激ホルモン（ゴナドトロピン：Gn）放出ホルモン（GnRH）を投与すると性腺刺激ホルモン（FSHやLH）の分泌が増加することから、「**視床下部性性腺機能低下**」（脳の視床下部に問題が起こったために生殖機能が低下した状態）であると考えられます。症例報告ではありますが、この事実は、ヒトにおいても生殖機能の発現には適度なエネルギー蓄積状態が必要であり、その状態を反映する因子であるレプチンが「**生殖機能調節因子**」として重要な役割を果たしていることを示しています。

● 「レプチン」が働く仕組み

　次に、レプチンが摂食機能や生殖機能を調節する仕組みについて説明しましょう。

①摂食機能の調節

　これらの機能調節は、脳の中枢における**神経内分泌**を介して発揮されます[4]。まず、摂食調節の仕組みとしては、レプチンによって**視床下部**の弓状核というところで神経ペプチドY（NPY）という摂食促進物質の分泌が抑制され、また、傍室核というと

- FSH……follicle stimulating hormone
- LH……luteinizing hormone
- GnRH……gonadotropin releasing hormone
- NPY……neuropeptide Y

ころでプロオピオメラノコルチン（POMC）という摂食抑制物質の分泌が促進されます。その結果、食欲が抑えられます。

②中枢（視床下部－下垂体系）における生殖機能の調節

一方、レプチンは弓状核のキスニューロンと呼ばれる神経細胞上にあるレプチン受容体に作用してキスペプチンという物質を分泌させます[5]。キスペプチンは、GnRHニューロン上にある受容体に作用して**GnRH分泌を促進**します（図1）[5]。レプチンの排卵促進作用の大部分はGnRHを介してFSHやLH分泌を刺激することで行われます。また、レプチンの一部は**下垂体に直接作用**して副腎皮質刺激ホルモン（ACTH）の分泌抑制や甲状腺刺激ホルモン（TSH）、FSH、LH、成長ホルモン（GH）、プロラクチン（PRL）の分泌促進によって生殖機能を調節しています。

視床下部－下垂体系には、卵巣から分泌される女性ホルモンも大きく関わっています。排卵前の卵胞から分泌される**エストラジオール**（代表的なエストロゲン）はキスニューロンに作用してGnRH分泌を促進し、LHサージ（LH分泌の急増）を起こします。そして、排卵後の黄体から分泌される**プロゲステロン**（代表的な黄体ホルモン）はキスペプチンの分泌を抑制し、GnRH分泌を低下させます。

このように、中枢でのGnRH分泌は脂肪細胞由来のレプチンと卵巣由来の女性ホルモンによって巧妙に制御されています。

③卵巣における女性ホルモン産生の調節

レプチンと卵巣機能との関係についても、多数報告されています[6]。ヒトの正常な月経周期中に血中レプチン濃度を測定すると、卵胞期前期（月経期）に比べて卵胞期後期～黄体期中期（排卵の前後）のレプチン濃度は有意に高値であると報告されています。また、月経周期の8～11日目に7分ごとに24時間連続で血中レプチン濃度と、黄体化ホルモン（LH）およびエストラジオール濃度を比較した研究によると、卵胞期後期にレプチンの分泌増加と、それに続くLHおよびエストラジオールの分泌増加がみられました。これらの結果から、「**レプチンの増加が排卵過程に重要な役割を果たしている**」可能性が示されています。

卵巣にはレプチン受容体が分布しており、卵胞液（卵胞の中を満たしている液体）中のレプチンは卵胞で作られる**女性ホルモンの産生を調節**している可能性が考え

●POMC……pro-opiomelanocortin　●ACTH……adrenocorticotropic hormone
●TSH……thyroid stimulating hormone　●GH……growth hormone　●PRL……prolactin

図1 レプチンによる摂食抑制と生殖機能調節のシグナル伝達

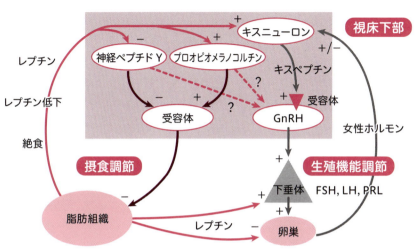

文献(4)(5)(7)(8)より改変して引用

られます。例えば、妊娠するとヒト絨毛性ゴナドトロピン(hCG)というホルモンが分泌されて、排卵後に黄体となった卵胞からのプロゲステロン分泌を促進しますが、レプチンにはこの**hCGによるプロゲステロン産生刺激作用を妨げる**[7]働きがあります。

一方、卵胞を構成する顆粒膜細胞と莢膜細胞では、エストラジオールや、その元となる物質の産生を促す**FSHやLH、成長因子などの働きをレプチンが抑制**します[8]。従って、**肥満に伴う高濃度のレプチン**が卵巣での女性ホルモン産生調節の仕組みに何らかの変調をきたした場合、エストラジオールの原料である**アンドロゲン(男性ホルモン)の過剰状態**や**卵胞発育障害**が引き起こされる可能性も考えられます。

以上のように脂肪細胞由来のホルモンとして発見されたレプチンは**中枢**では**生殖機能を促進**する方向に作用していますが、**末梢(卵巣局所)**においては女性ホルモンの分泌や卵胞の成熟に対し**抑制的**に作用しています。

●hCG……human chorionic gonadotropin

医療最前線NOW❷

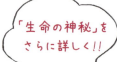

受精卵の成長をのぞいてみよう

見尾 保幸

ミオ・ファティリティ・クリニック 院長

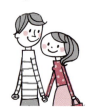

● 常識を覆した映像解析のインパクト

　20世紀後半（1978年以降）、私たちは生殖補助医療を手にし、出産が不可能と考えられてきたご夫婦、また極端に精子が少ないか精液中に精子の見つからないご夫婦であっても、究極的には精子1個を確認でき、健康な卵子1個があれば、赤ちゃんを授かるという夢がかなう時代、「生命誕生」を体感できる時代を迎えることができました。

　私たちは、2001年より独自の取り組みとして、精子と卵子の受精の瞬間から着床に至る直前までの胚発育の経過を動的解析できる体外培養装置の構築を試み、2003年、倒立顕微鏡ステージ上に静置した専用チャンバーの中を至適培養条件（温度：37.0±0.05℃、pH：7.37±0.02）に維持し、卵子や胚

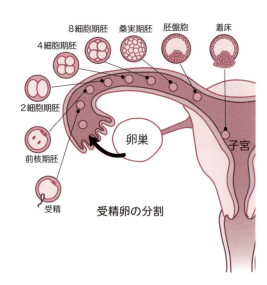

受精卵の分割

●SEP……sperm entry point　　●FC……fertilization cone
●flare……cytoplasmic flare　　●mPN……male pronucleus

医療最前線NOW ❷

を長期間継続培養できる装置を開発することに成功しました(P182・図2)。

ヒト初期胚発生過程の長期間にわたる動的解析は世界初で、大きな衝撃を与えると同時に、生殖医療の専門家のみならず、生殖生理学や生殖発生学の基礎研究者が常識と考えてきた胚発生の時間経過及び挙動の多くが覆され、映像解析の持つ強力なインパクトが初めて認識されることとなりました。

●受精から着床へ　受精卵の成長をたどる

本稿では、私たちがこれまで続けてきたヒト初期胚発生過程の動的解析結果から、さまざまな挙動、美しさと神秘さについて紙面の許す限り綴ってみたいと思います。

1. 卵子の受精過程（図1）

これは卵子と精子の受精の瞬間が捉えられた初めての映像です。その連続静止画をお示しします。

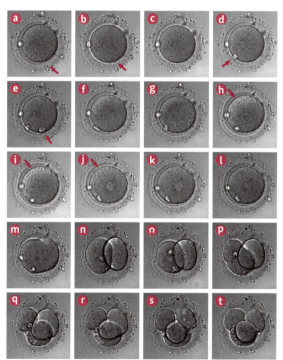

図1
卵子の下方の精子が透明帯を貫通し、直ちに卵細胞表面に接着(a, b)。やがて精子頭部は融合(c)、第1極体付近に第2極体が放出。その直後、この卵子においては精子侵入部位(SEP)に一過性卵細胞質隆起(FC)現象が確認され、2時間持続(e)。FC消失後SEPより細胞内顆粒状物質の拡散(flare)が放射状に現れ(f)、雄性前核(mPN)および雌性前核(fPN)が相前後して形成され、やがて接合(g)。両前核が拡大明瞭化しながら卵細胞中央へ移動するとともに、卵細胞辺縁部より細胞内小器官が前核周辺へと移動を開始し、卵細胞辺縁透明領域(Halo)が出現した(h-j)。この間、両前核内には核小体前駆体(NPB)が認められ、活発に前核内を動き回る様子が観察された。Haloは前核とほぼ同時に消失し(k、l)、間もなく第1卵割が開始(m、n)。第1卵割後、細胞質内には核が形成された(o)。割球は小刻みなruffling現象を呈しながら、核消失直後に第2卵割が開始(p)。この際、割球の分割は同期性を持たず、両割球は時間差を持って分割することも確認された(q-s)。卵割後、それぞれの割球内に再び核が形成され4細胞期まで発育した(t)。

- fPN……female pronucleus
- Halo……cytoplasmic halo
- NPB……nucleolar precursor body

図2　高解像度タイムラプス・シネマトグラフィー

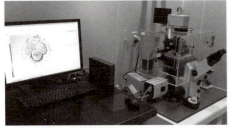
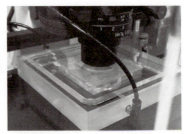

この装置を用いて、培養中の卵子や胚にダメージを与えないよう最小限の露光時間（1/20秒）で一定間隔（任意：10秒〜5分）に数千枚の写真撮影を行い、この写真を高速コマ送り（20〜40 frames/秒）することにより動画作成（タイムラプス・シネマトグラフィー）し、映像再生することで卵子や胚の発育過程の動的解析が可能となりました。

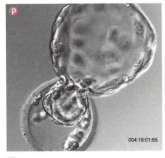

図3
4細胞期からから8細胞期、そして16細胞期へと卵割を繰り返し（a-c）、その後、細胞接着（compaction）が観察され、桑実胚へ至った（d）。やがて、胚中央部に胞胚腔が形成され胚盤胞へと発生し（f-g）、完全胚盤胞期（g）、拡張期胚盤胞に至り（h-i）、胞胚腔の一瞬の虚脱と共に透明帯に亀裂を生じて脱出孔が形成され（j）、拡張胚盤胞は再拡張しながら脱出孔より孵化（ハッチング）した（k-p）。

2. 初期胚発生過程（2細胞期から着床前期まで）（図3）

　これは、研究目的胚として提供された凍結融解後の4細胞期（a）です。胚発育観察を目的に、4細胞期から着床前胚盤胞期まで5日間の連続観察撮影を行いました。ヒト胚盤胞の透明帯脱出（ハッチング）の動的観察もこの映像で初めて目にすることができました。

3. 初期胚発生経過と所要時間（図4）

　これらの映像をもとに、最初に行った検討は、ヒト初期胚発生過程と所要時間の

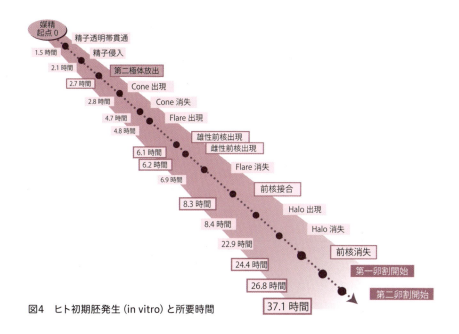

図4 ヒト初期胚発生 (in vitro) と所要時間

関係でした。それまで、体内で営まれる受精から初期胚発生過程の詳細とその時間経過は全くのブラックボックスでした。私たちは、体外培養環境下ではありますが、卵子と精子の出会い（媒精）以降のヒト胚の詳細な発育と時間経過を検討しました。

　媒精後1.5時間で、精子は透明帯を貫通し卵細胞膜表面に接着し、2.1時間で卵細胞内に頭部が侵入しました。その30分後には、卵活性化が進行し受精の形態学的変化として、第2極体放出が確認されました。その数分後には、精子侵入部位に受精丘（Cone）がヒトでも生じることが明らかとなり、約2時間存続しました。Cone消失後、精子中心体より伸張する微小管（精子星状体）を示す細胞質内顆粒状物質の動態（Flare）が観察され、その消失とともに雄性前核、次いで、雌性前核が出現し、約2時間後に雌雄前核が接合しました。細胞内顆粒状物質は雌雄前核周囲に集積し卵細胞辺縁透明領域（Halo）が生じ、媒精後23時間まで存続し、約24時間で雌雄前核が消失 しました。第1卵割はその2時間後に開始し約30分で完了して2細胞期となり、第2卵割以降は約10時間間隔で反復継続しました。これが、体外培養でのヒト初期胚発生過程と時間経過であり、体内環境でも、恐らく同様の状況が進行しているに違いないと考えられます。

●Cone ……fertilization cone
●Halo……cytoplasmic translucent area (cytoplasmic halo)

4. 初期胚細胞接着開始時期と胚の転帰（図5）

脊椎動物の初期胚では、一定の時期に到達すると細胞の機能分化が生じ、個々の細胞間の機能連携が図られる状態になり、各細胞が密着（細胞接着：compaction）します。コンパクションには、細胞表面に生じる糖タンパク質分子が重要な役割を演じており、この現象は、げっ歯類では第3卵割以降に、牛や赤毛猿などではさらに少し遅れて出現することが確認されていますが、ヒトにおける検討はこれまで行われていませんでした。そこで、私たちは、タイムラプス映像（デジタル画像を組み合わせて映像にしたもの）の解析から、ヒトにおけるコンパクション開始時期を検討しました。

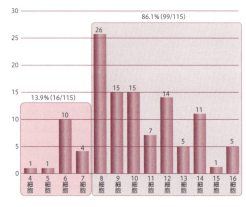

図5　コンパクション開始時期

ヒト初期胚でのコンパクション開始時期は、4細胞期から16細胞期まで広く分布していましたが、その86.1%が第3卵割後の8細胞期以降で開始していました。しかし、少数例（13.9%）ながら、8細胞期以前に開始している胚もあり、私たちは、この点に着目して解析を進め、興味深い現象にたどり着きました。これらの胚では、割球の細胞分裂が中途で停止して元の割球形状に戻り、その割球内には2個の核が存在（MNB、多核割球）していました（図6）。すなわち、これらの割球では、細胞核分裂は完了しましたが、細胞質不分裂が生じており、このような割球の核内では、第3卵割後の遺伝子発現が起こり、見かけ上、8細胞期以前に細胞接着が進行すると考えられました。従って、これらの胚は、その後、形態不良胚となることが多く、私たちのこのコンパクション開始時期の解析は、その後の胚の予後評価の指標になることを明らかにしました。

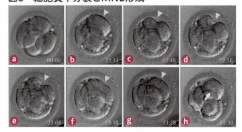

図6　細胞質不分裂とMNB形成

●MNB……multi-nucleated blastomere

図7 胞胚腔の虚脱と再拡張

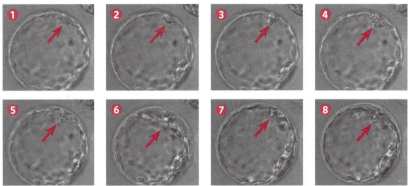

図8 胞胚腔の虚脱頻度と胚の転帰

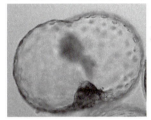

Hatch(+)(n=50)
虚脱回数が少ない胚は透明帯の脱出口が潤沢に開き、そこから細胞が順調に脱出しようとしている様子

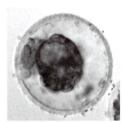

Hatch(−)(n=79)
虚脱回数が多かった胚は透明帯の脱出口が開かず、脱出できないまま胚の中で終焉を迎えている様子

5. 胚盤胞期における胞胚腔の虚脱とその転帰

　次に、ヒト胚盤胞期における興味ある知見をお示しします。胚盤胞期に至った胚の多くで、胞胚腔の拡張に伴い、その途中で一瞬の胞胚腔の虚脱現象が観察されます。そして、この現象は、他の脊椎動物でも観察されており、従来、生理的現象と考えられてきました。しかし、私たちが捉えたタイムラプス映像から、この胞胚腔の虚脱現象は、胚盤胞の栄養膜細胞層の破綻に起因しており、胞胚腔内容液の流出により起こり、破綻部位の修復により再拡張することが確認されました（図7、矢印）。この事実から、私たちは胞胚腔の虚脱現象は胚に対して「ネガティブインパクト」を与えていると考え、胞胚腔の虚脱とその後の胚の転帰を検討しました（図8）。その結果、ハッチングした胚では、明らかに胞胚腔の虚脱回数が少なく、特に、大きな虚脱回数も少ないことが明らかとなりました。

6. 胚盤胞の透明帯脱出機序

最後に、私たちが、タイムラプス映像で初めて可視化したヒト胚盤胞のハッチングに関する知見をお示しします。私たちのタイムラプス映像解析から、2種類のハッチング様式(Inward and Outward pattern)が存在することを見出しました。

前者は、拡張胚盤胞の一時的な虚脱により透明帯が内方に引き込まれた際に、透明帯に亀裂を生じ、その部分が脱出孔となりハッチングする様式(図9)であり、後者は、拡張胚盤胞が虚脱することなく拡張を続け、やがて透明帯が外方に向かって破裂し、胚盤胞が速やかに脱出する様式(図10)です。

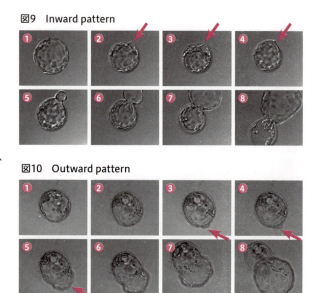

図9　Inward pattern

図10　Outward pattern

体外培養環境では、圧倒的に前者が多く認められますが、これまでの私たちの解析から、虚脱が胚に対してネガティブインパクト効果をもたらしていることなどを考慮し、また、より自然なハッチング様式を想定すれば、体内環境では後者が理想的様式ではないかと推察されます。事実、後者のハッチング所要時間は、虚脱を伴う様式に比して明らかに短縮しており、虚脱を伴わないハッチング様式がより自然なハッチング様式だと考えられます。

●神秘的なからくりを、さらに明らかに

以上、ヒトの受精から着床前胚盤胞期までの動的解析結果の一部を述べました。私たちが可視化したヒト初期胚の動態解析を通して、今後さらに、神秘的な生命誕生のからくりが明らかにされることを期待いたします。

さいごに

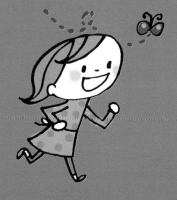

女性が知っておきたい30のこと

女性が産みやすい社会へ

苛原 稔
徳島大学大学院医歯薬学研究部 産科婦人科学分野 教授

 日本の妊娠・出産について

　厚生労働省が発表した2016年に生まれた出生数（赤ちゃんの数）は97万6979人で、1899年に統計をとり始めてから初めて100万人を割り込みました。また、一人の女性が一生に産む子供の平均数を示す人口統計上の指標合計である「合計特殊出生率」は、1.44と 前年から0.01ポイント低下しました。**日本社会は少産少子化が急速に進んでいます**（図1）。

　政府は「希望出生率1.8」を目標に掲げていますが、現在の状況が続くと、その達成は困難と言わねばなりません。出生数と同時に公表された最新の将来推計人口では、出生率が今後1.42～1.44で推移するとの見通しが示され、人口は2053年に1億人を割り、65年には8808万人に減少すると推計されています。

合計特殊出生率を年齢層別にみると、30代前半が最も高く、20代後半と30代後半がそれに続きます。前年と比べると34歳以下で減少していますが、35歳以上は増加し、年代別の違いが明らかになっています。また、出生数は女性の人口減で、前年から2万8698人減少しています。

　2016年の婚姻数は62万523組で戦後最少となりました。平均初婚年齢は男性31.1歳、女性29.4歳、女性の第1子出産は平均30.7歳であり、**晩婚・晩産化の傾向**が改めてクローズアップされます。

少産化の背景にある医学的現実

　女性が35歳を超え、男性が40歳を超えると、男女とも妊孕性（女性では妊娠する力、男性では妊娠させる力）が低下するといわれています。女性の晩婚・晩産化が進んで、子供を産む年代が高齢化し、妊孕性が低下する時期に赤ちゃんを希望するカップルが増加していることが、少産化のひとつの要因と考えられます。

　この妊孕性低下の医学的原因を考えると、年齢が高い女性の卵子は受精しにくかったり、受精した場合でも、染色体異常の発生が多かったりして着床しない胚が多くなるといわれています。また、女性が高齢化すると、子宮内膜症（生殖年齢女性の約10％）、子宮筋腫（生殖年齢女性の約20％）、内科的合併症（甲状腺疾患、膠原病など）、場合によっては悪性腫瘍などが発症する時期と重なり、結果的に妊孕性が低下し、その一方で不妊患者が増加していきます。

さいごに

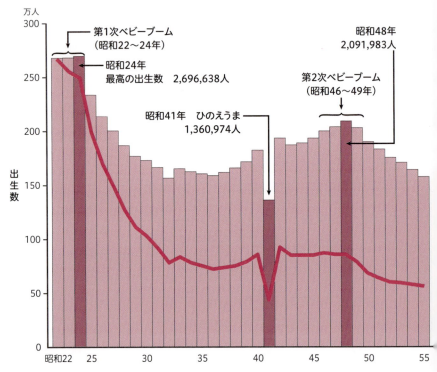

図1 出生数及び合計特殊出生率の年次推移　厚生労働省「人口動態統計」より作成

　一方、不妊治療は万能ではありません。思った時期に思うように妊娠・出産はできません。また、体外受精をはじめとした生殖補助医療もけっして魔法の方法ではありません。高齢化すれば、生殖補助医療を行っても、妊娠しなかったり流産が増えたりします（図2）。さらに、40歳を超えると赤ちゃんの染色体異常が増加し、43歳を超えると産科合併症が倍になるといわれています。

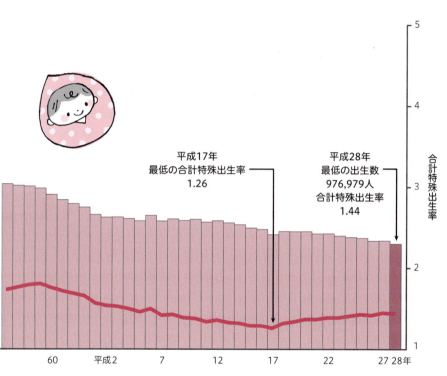

図2 2014年の年齢別ART（生殖補助医療）妊娠率、生産率、流産率

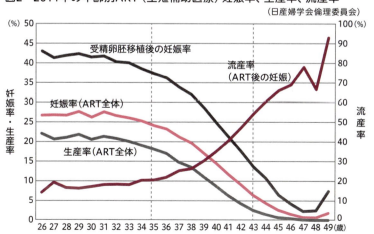

29 ● 女性が産みやすい社会へ

産みやすい社会の実現に向けて

これから妊娠・出産を希望する皆さんへ

　正しい妊娠や不妊治療の情報を持ちましょう。年齢を若返らせることは困難です。ですから、女性が比較的妊娠しやすく産みやすい年齢、一応35歳頃までに妊娠・出産を行うことが勧められます。しかし、この情報をちゃんと正しく知っている若い女性は少ないかもしれません。ですから、**若い時代から妊娠や出産に関する知識を十分持つ**ことが大事です。

　また、前述したように、不妊治療は万能ではありません。ですから、高齢カップルはできるだけ早く、妊活や不妊治療を考えることが大切ともいえます。

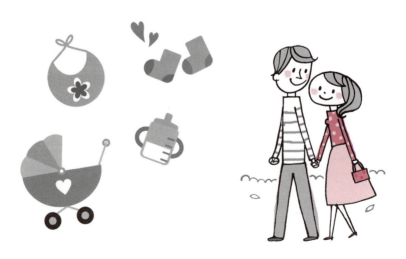

多様な結婚観を受け入れよう

　多くの先進国では今の日本のように少産化が進んだ国が多いのですが、なかにはその低下に歯止めをかけて、逆に増加に転じた国があります。例えば、フランスや北欧などの国です。それらの国には共通した特徴があります。

　まず、日本のカップルはほとんどが法律婚ですが、それらの国では同棲婚がとても多く、**多様な結婚観に対して寛容な社会**を持つ国です。これから妊娠を希望する若いカップルには多様な結婚観を認める社会作りが大切です。また、妊娠を希望する女性に対して応えるために、**妊娠して子育てする時期に手厚い国からの支援**があります。政府は思い切った支援の手を差し伸べるべきです。

　最近、悪性腫瘍で妊娠する前に治療を行う場合に、妊孕性温存のためあらかじめ卵子を凍結保存することが話題になっています。悪性腫瘍で治療する際に、産婦人科医に相談して下さい。

　さらに、働く女性にあっては、一般に35歳頃まではキャリアを積む時期でもあります。キャリアを積むために妊娠を先延ばしする女性も多いと思います。**キャリアを積むことと妊娠・出産が両立できる社会制度の確立**が期待されます。最近、よく卵子凍結を勧める情報が多くなっていますが、卵子凍結はけっして妊娠を先に延ばす技術ではないことを十分知っていただきたいと思います。いずれにしても、希望があれば産婦人科医に相談をしていただければと思います。

女性が知っておきたい30のこと

30

女性が輝く社会へ

水沼 英樹
福島県立医科大学 ふくしま子ども・女性医療支援センター長
弘前大学名誉教授

●さいごに

ヘルスケアを実践する「女性医学」の誕生

　「健全な肉体に健全な精神宿る」という表現がありますが、一生を健康で過ごせることは人生最高の贈り物といっても過言ではないでしょう。しかしながら、生物である限り老化や死は避けられず、年齢を重ねるにつれ、さまざまな身体機能の低下が起こってきます。また、身体機能の低下や異常は高齢者に限った現象ではなく、あらゆる年代においてもみられるものであり、問題はそれらの異常をどのように認識し、それらが明らかな異常として顕在化する前に取り除けるかということです。
　最近、産婦人科領域でも「ヘルスケア」の重要性が叫ばれるようになってきました。産婦人科の専門領域は「周産期医学」「婦人科腫瘍学」そして「生殖医学」の3分野に分かれていましたが、

ここに「ヘルスケア」を実践する**女性医学**と呼ばれる新しい診療分野が設立されたのです。

 ## 女性医学は予防医学である

女性医学は**QOL（生活の質）の維持・向上**のために、女性に特有な心身にまつわる疾患を、主として予防医学の観点から取り扱うことを目的とする産婦人科の専門領域の一つです。高血圧症、動脈硬化症などの生活習慣病は、食事や運動習慣の有無などのライフスタイルにより、発症のリスクを軽減させることが可能であると考えられています。

女性医学では、月経、妊娠、出産、閉経など女性に特有な生理現象が、女性に特有あるいはよく発生する病気、すなわち月経異常、子宮内膜症、子宮筋腫、更年期障害、骨粗しょう症、脂質異常症などとの関わりを長期的な視野で捉え、将来的な生活の質を低下させないようにするためにはどうしたらよいか、という視点でもって治療に当たります。

 ## 女性医学で取り扱う疾患

図1に、思春期以降の女性のライフステージと各時期によく発生する病気との関連を示しました。女性医学では女性の一生涯にわたり、極めて多彩な疾患を扱うことが理解されると思います。図2は、我が国の女性の推計患者数を年齢別に見たものです。性成熟期では妊娠・出産や不妊症・子宮内膜症などの治療

さいごに

図1 女性医学で取り扱う産婦人科疾患

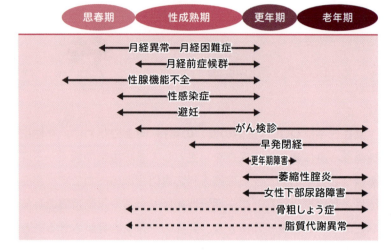

図2 本邦女性の主な産婦人科疾患の年齢別推計患者数（平成23年度）

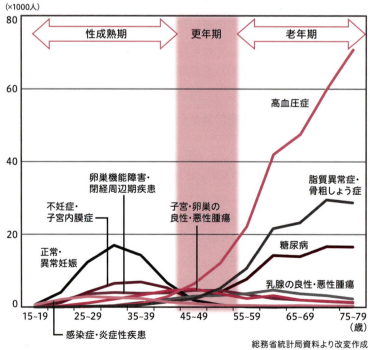

総務省統計局資料より改変作成

や管理を目的に受診する件数が多いのに対し、閉経以降では高血圧症、骨粗しょう症、脂質異常症、糖尿病など、いわゆる生活習慣病で受診する件数が加齢とともに増加しています。

　生活習慣病は我が国の主要死因である心疾患、脳血管疾患の基礎疾患であり、たとえ死に至らなくとも高齢者の生活の質（QOL）に大きな影響をもたらします。生活習慣病対策の最優先課題は予防対策です。最近の産婦人科学の進歩により、閉経前の女性に特有であると考えられていた産婦人科疾患が閉経後の生活習慣病の発症に大きく関与していることが明らかになってきました。

生活習慣病につらなる産婦人科の主な疾患

1．月経異常

　月経異常のうち、女性医学の観点から特に重要な疾患は、多嚢胞性卵巣症候群、原発無月経、早発閉経などです。多嚢胞性卵巣症候群では，排卵障害に加えて、子宮内膜がん（子宮体がん）、糖尿病、メタボリック症候群の発症リスクが高いことが明らかになっていますので、月経異常の治療に加えてそれらの疾患の予防が求められています。

　月経時には下腹痛や腰痛、さらには気分の落ち込みなどを経験する女性は少なくありません。女性医学は月経に付随するさまざまな症状から女性を解放するための効果的な治療も提供します。

2. 子宮内膜症

子宮内膜症は、不妊症や月経困難症の原因疾患として認識されています。詳細なメカニズムはまだわかっていませんが、子宮内膜症を有する女性では閉経後に循環器疾患や代謝疾患にかかる可能性が高いことがわかってきました。また、未治療の卵巣子宮内膜症は卵巣がんのリスクも高いといわれています。女性医学はこれらの疾患を念頭において子宮内膜症の治療に当たります。

3. 妊娠・出産

女性にとって妊娠・出産はストレスとして作用します。このストレスに耐え出産後には妊娠前の状態に戻りますが、中には妊娠高血圧症候群や妊娠糖尿病を発症し、それが将来の生活習慣病へ進行していくケースがあると考えられています。女性医学では、妊娠を契機とした生涯のヘルスケアに関与しています。

4. キャンサーサバイバー

婦人科がんでは、両側の卵巣を摘出する場合が少なくありません。閉経前の女性で両側卵巣をとらざるを得なかった女性で

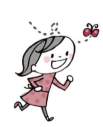
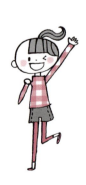
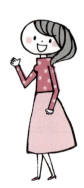

は、閉経後と同じような健康問題がでてきます。がん治療後は腫瘍の専門医が再発の早期発見を目指してフォローしていますが、これに女性医学の知識が加わることで、より理想的ながん治療後のヘルスケアが可能となります。

超高齢社会と女性医学

　我が国の総人口に占める65歳以上の高齢者の割合は年々著しい増加を示しており、平成27年現在で80歳以上の高齢者の人口も1千万人を超えたとの総務省発表がありました。高齢者の割合は今後も増え続け、2040年には総人口の36.1％になると見込まれています。図2に示したように、加齢とともに罹患率は上昇し、しかも高齢者では複数の疾患を併せもつという特徴があります。いつまでも健康な生活をおくるためには、普段からの健康意識と努力が必要であることに論を待ちません。女性の一生を通じてのヘルスケアを見守る女性医学の実践は、女性がいつまでも輝く社会の実現に大きな役割を果たします。

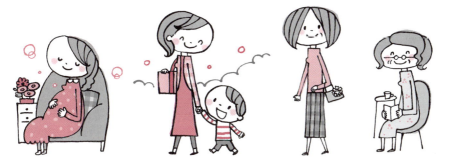

[参考文献]

Chapter1　すべての女性に

03　女性ホルモンってなに？

(1) 図1　全エストロゲン値の経年変化における男女比較
Khosla S, et al. Relationship of Serum Sex Steroid Levels and Bone Turnover Markers with Bone Mineral Density in Men and Women: A Key Role for Bioavailable Estrogen. J Clin Endocrinol Metab 1998;83:2266-2274 より改変

Chapter2　思春期から青年期のあなたに

08　運動する女性の落とし穴

(1) 髙松潔　他．女性ヘルスケア；女性アスリートのヘルスケアに関する小委員会報告．日産婦会誌, 68: 1411-2, 2016.

(2) 北脇城．女性選手および指導者に対するOC・LEP使用実態調査〜月経困難症〜, 若年女性のスポーツ障害の解析．日本産科婦人科学会雑誌, 68(4) 付録: 38-47, 2016.

(3) 大須賀穣　他．アスリートの月経周期異常の現状と無月経に影響を与える因子の検討, 若年女性のスポーツ障害の解析．日産婦会誌, 68(4) 付録:4-15, 2016.

(4) 柳下和慶　他．女性選手における疲労骨折のリスクファクター・バイオメカニクス因子の探索, 若年女性のスポーツ障害の解析．日産婦会誌, 68(4) 付録:26-35, 2016.

(5) 小清水孝子：産婦人科医による「エネルギー不足」改善にむけての栄養指導法の提案, 若年女性のスポーツ障害の解析．日産婦会誌, 68(4) 付録:16-23, 2016.

Chapter3　妊娠を望むあなたに

15　がんになっても子供を産めるの？

(1) Donnez J, Dolmans MM, Demylle D, Jadoul P, Pirard C, Squifflet J, Martinez-Madrid B, van Langendonckt A: Livebirth after orthotopic transplantation of cryopreserved ovarian tissue. Lancet 2004, 364:1405-1410.

(2) Jacobson MH, Mertens AC, Spencer JB, Manatunga AK, Howards PP: Menses resumption after cancer treatment-induced amenorrhea occurs early or not at all. Fertil Steril 2016, 105:765-772 e764.

(3) Wallace WH, Shalet SM, Hendry JH, Morris-Jones PH, Gattamaneni HR: Ovarian failure following abdominal irradiation in childhood: the radiosensitivity of the human oocyte. The British Journal of Radiology 1989, 62:995-998.

(4) Loren AW, Mangu PB, Beck LN, Brennan L, Magdalinski AJ, Partridge AH, Quinn G, Wallace WH, Oktay K, American Society of Clinical O: Fertility preservation for patients with cancer: American Society of Clinical Oncology clinical practice guideline update. Journal of clinical oncology: Journal of the American Society of Clinical Oncology 2013, 31:2500-2510.

(5) Cobo A, Garcia-Velasco JA, Coello A, Domingo J, Pellicer A, Remohi J: Oocyte vitrification as an efficient option for elective fertility preservation. Fertil Steril 2016, 105:755-764 e758.

(6) Cobo A, Meseguer M, Remohi J, Pellicer A: Use of cryo-banked oocytes in an ovum donation programme: a prospective, randomized, controlled, clinical trial. Human Reproduction 2010, 25:2239-2246.

(7) Levine MJ. Et al: Infertility in Reproductive-age female cancer survivors, Cancer 2015, 12: 1532-1539,

(8) Kong BY. Et al: Creating a continuum of care: integrating obstetricians and gynecologists in the care of young cancer patients. Clin Obstet Gynecol. 2011, 54: 619–632.

(9) Cakmak H. Et al: Effective method for emergency fertility preservation: Radom-start controlled ovarian stimulation, Fertility and Sterility 2013, 100:1673-1680.

(10) Jensen AK, Macklon KT, Fedder J, Ernst E, Humaidan P, Andersen CY: 86 successful births and 9 ongoing pregnancies worldwide in women transplanted with frozen-thawed ovarian tissue: focus on birth and perinatal outcome in 40 of these children. J Assist Reprod Genet 2017, 34:325–336.

(11) Dolmans, M.M., et al., Risk of transferring malignant cells with transplanted frozen-thawed ovarian tissue. Fertil Steril, 2013, 99:1514-1522.

Chapter5 知っておきたい女性特有の病気

23 子宮内膜症・子宮腺筋症ってなに？
(1) 片渕秀隆：子宮内膜症：今日の治療指針．山口徹, 北原光夫, 福井次矢総編集．医学書院：1019-1020, 2010.
(2) 日本産科婦人科学会 / 日本産婦人科医会（編）：産婦人科診療ガイドライン－婦人科外来編, 2017.

26 子宮頸がん・子宮体がんってどんな病気？
(1) 日本婦人科腫瘍学会（編）：子宮頸癌治療ガイドライン2017年版．金原出版, 2017.
(2) 日本婦人科腫瘍学会（編）：子宮体がん治療ガイドライン2013年版．金原出版, 2013.

28 乳がんってどんな病気？
(1) 日本乳癌学会（編）：乳腺腫瘍学．金原出版, 2015.
(2) 日本臨床腫瘍学会（編）：新臨床腫瘍学、乳がん．南江堂, 2015.

医療最前線 NOW ①
もっと知りたいレプチンの働き

(1) Chehab FF, Lim ME & Lu R: Correction of the sterility defect in homozygous obese female mice by treatment with the human recombinant leptin. Nat Genet, 12: 318-20, 1996.

(2) Yura S, Ogawa Y, Sagawa N, et al. Accelerated puberty and late onset hypothalamic hypogonadism in female transgenic skinny mice overexpressing leptin. J Clin Invest. 105: 749-755, 2000.

(3) Montague CT, Farooqi IS, Whitehead JP, et al. Congenital leptin deficiency is associated with severe early-onset of obesity in humans. Nature. 387:903-908, 1997.

(4) Moschos S, Chan JL & Mantzoros CS: Leptin and reproduction: a review. Fertil Steril, 77: 433-44, 2002.

(5) Dungan HM, Clifton DK, Steiner RA: Kisspeptin neurons as central processors in the regulation of gonadotropin-releasing hormone secretion. Endocrinology, 147:1154-8, 2006.

(6) 佐川典正、由良茂夫、小川佳宏、他：レプチンと生殖生理．金澤康徳、田中孝司、武谷雄二、山田信博編集「Annual Review 内分泌，代謝2004」、中外医学社, 68-79頁, 2000年.

(7) Brannian JD, Zhao Y & McElroy M: Leptin inhibits gonadotrophin-stimulated granulosa cell progesterone production by antagonizing insulin action. Hum Reprod, 14: 1445-8, 1999.

(8) Agarwal SK, Vogel K, Weitsman SR et al: Leptin antagonizes the insulin-like growth factor-I augmentation of steroidogenesis in granulosa and theca cells of the human ovary. J Clin Endocrinol Metab, 84: 1072-6, 1999.

巻末資料

気軽に検索！お役立ちサイト

● 公益社団法人　日本産科婦人科学会

http://www.jsog.or.jp/

「病気を知ろう」「妊娠を知ろう」など、一般女性向けの医療情報コーナーが設けられているほか、標準治療（推奨される治療法）を掲載した医師向けのガイドライン「産婦人科診療ガイドライン－婦人科外来編」「産婦人科診療ガイドライン－産科編」も閲覧できます。

● 一般社団法人　日本生殖医学会

http://www.jsrm.or.jp/

「不妊症Ｑ＆Ａ」で不妊の原因や治療法などの基礎知識を学ぶことができます。日本生殖医学会が認定する生殖医療専門医と所属医療機関の全国リストも掲載されています。

● 一般社団法人　日本女性医学学会

http://www.jmwh.jp/

「よくある女性の病気【更年期女性に認められる症状】」のコーナーでは、更年期に起こりやすい不調から疑われるさまざまな病気について知ることができます。日本女性医学学会が認定する女性ヘルスケア専門医と所属医療機関の全国リストも掲載されています。

● NPO法人　女性の健康とメノポーズ協会

http://www.meno-sg.net/

　女性の更年期とワークライフバランスをテーマに20年以上の活動歴がある同協会のサイトには、20代～老年期までの各年代別の健康アドバイスや「更年期Q＆A」などのほか、更年期医療に力を入れている全国の婦人科・更年期外来のリストも掲載されています。

● 女性の健康推進室　ヘルスケアラボ

http://w-health.jp/

　すべての女性の健康を支援するために厚生労働省が開設した健康情報サイト。思春期から青年期、妊娠・出産、更年期、老年期までライフステージに応じた健康ガイドや、女性に多い病気のセルフチェック表、「マタニティトラブルQ＆A」などが掲載されています。

● 緊急避妊と避妊の違い

　→P49参照

● 特定非営利活動法人　日本がん・生殖医療学会

　→P95参照

吉村泰典（よしむら・やすのり）

慶應義塾大学名誉教授、福島県立医科大学副学長、内閣官房参与。
1975年慶應義塾大学医学部卒業。米国留学等を経て95年より同大学医学部産婦人科教授、現在は同大学名誉教授。日本産科婦人科学会理事長、日本生殖医学会理事長、日本産科婦人科内視鏡学会理事長など数々の学会理事を歴任。日本における不妊治療の第一人者として3000人以上の不妊症、5000人以上の分娩など数多くの患者の治療にあたる。2012年に女性と子どもの未来を考える一般社団法人「吉村やすのり 生命(いのち)の環境研究所」を設立。13年から内閣官房参与（少子化対策・子育て支援担当）となり、わが国の少子化問題解決に向け奮闘中。『生殖医療の未来学　生まれてくる子のために』『産科が危ない－医療崩壊の現場から』『間違いだらけの高齢出産』など著書多数。

一般社団法人　吉村やすのり　生命(いのち)の環境研究所
ホームページ　　http://yoshimurayasunori.jp/
フェイスブック　https://www.facebook.com/YoshimuraYasunoriLab/

ハッピーライフのために女性が知っておきたい30のこと
あすから役立つ医学のはなし

印刷　2018年 1月15日
発行　2018年 2月 5日

編　著　者 ● 吉村㤗典
発　行　人 ● 黒川昭良
発　行　所 ● 毎日新聞出版
　　　　　　〒102-0074　東京都千代田区九段南1-6-17　千代田会館5階
　　　　　　営業本部　　　03-6265-6941
　　　　　　企画管理本部　03-6265-6731

印刷・製本 ● 廣済堂

乱丁・落丁はお取り替えします。
本書のコピー、スキャン、デジタル化等の無断複製は
著作権法上の例外を除き禁じられています。

©Yasunori Yoshimura 2018, Printed in Japan
ISBN978-4-620-32495-1